Sitzungsberichte
der Heidelberger Akademie der Wissenschaften
Mathematisch-naturwissenschaftliche Klasse

Die Jahrgänge bis 1921 einschließlich erschienen im Verlag von Carl Winter, Universitätsbuchhandlung in Heidelberg, die Jahrgänge 1922—1933 im Verlag Walter de Gruyter & Co. in Berlin, die Jahrgänge 1934—1944 bei der Weißschen Universitätsbuchhandlung in Heidelberg. 1945, 1946 und 1947 sind keine Sitzungsberichte erschienen.
Ab Jahrgang 1948 erscheinen die „Sitzungsberichte" im Springer-Verlag.

Inhalt des Jahrgangs 1953/55:

1. Y. Reenpää. Über die Struktur der Sinnesmannigfaltigkeit und der Reizbegriffe. DM 3.50.
2. A. Seybold. Untersuchungen über den Farbwechsel von Blumenblättern, Früchten und Samenschalen. DM 13.90.
3. K. Freudenberg und G. Schuhmacher. Die Ultraviolett-Absorptionsspektren von künstlichem und natürlichem Lignin sowie von Modellverbindungen. DM 7.20.
4. W. Roelcke. Über die Wellengleichung bei Grenzkreisgruppen erster Art. DM 24.30.

Inhalt des Jahrgangs 1956/57:

1. E. Rodenwaldt. Die Gesundheitsgesetzgebung der Magistrato della sanità Venedigs 1486—1550. DM 13.—.
2. H. Reznik. Untersuchungen über die physiologische Bedeutung der chymochromen Farbstoffe. DM 16.80.
3. G. Hieronymi. Über den altersbedingten Formwandel elastischer und muskulärer Arterien. DM 23.—.
4. Symposium über Probleme der Spektralphotometrie. Herausgegeben von H. Kienle. DM 14.60.

Inhalt des Jahrgangs 1958:

1. W. Rauh. Beitrag zur Kenntnis der peruanischen Kakteenvegetation. DM 113.40.
2. W. Kuhn. Erzeugung mechanischer aus chemischer Energie durch homogene sowie durch quergestreifte synthetische Fäden. DM 2.90.

Inhalt des Jahrgangs 1959:

1. W. Rauh und H. Falk. Stylites E. Amstutz, eine neue Isoëtacee aus den Hochanden Perus. 1. Teil. DM 23.40.
2. W. Rauh und H. Falk. Stylites E. Amstutz, eine neue Isoëtacee aus den Hochanden Perus. 2. Teil. DM 33.—.
3. H. A. Weidenmüller. Eine allgemeine Formulierung der Theorie der Oberflächenreaktionen mit Anwendung auf die Winkelverteilung bei Strippingreaktionen. DM 6.30.
4. M. Ehlich und M. Müller. Über die Differentialgleichungen der bimolekularen Reaktion 2. Ordnung. DM 11.40.
5. Vorträge und Diskussionen beim Kolloquium über Bildwandler und Bildspeicherröhren. Herausgegeben von H. Siedentopf. DM 16.20.
6. H. J. Mang. Zur Theorie des α-Zerfalls. DM 10.—.

Inhalt des Jahrgangs 1960/61:

1. R. Berger. Über verschiedene Differentenbegriffe. DM 8.40.
2. P. Swings. Problems of Astronomical Spectroscopy. DM 3.50.
3. H. Kopfermann. Über optisches Pumpen an Gasen. DM 5.80.
4. F. Kasch. Projektive Frobenius-Erweiterungen. DM 6.—.
5. J. Petzold. Theorie des Mößbauer-Effektes. DM 13.80.
6. O. Renner. William Bateson und Carl Correns. DM 4.—.
7. W. Rauh. Weitere Untersuchungen an Didiereaceen. 1. Teil. DM 43.80.

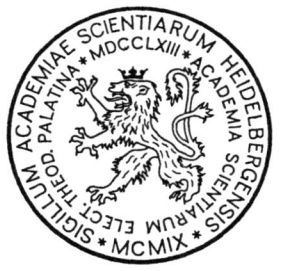

Sitzungsberichte der Heidelberger Akademie der Wissenschaften
Mathematisch-naturwissenschaftliche Klasse
Jahrgang 1974, 4. Abhandlung

W. Doerr   W.-W. Höpker   J. A. Roßner

Neues und Kritisches vom und zum Herzinfarkt

(Vorgelegt in der Sitzung vom 14. Dezember 1974)

Mit 74, zum Teil farbigen Abbildungen

Springer-Verlag Berlin Heidelberg GmbH 1974

ISBN 978-3-540-07102-0   ISBN 978-3-662-08936-1 (eBook)
DOI 10.1007/978-3-662-08936-1

Das Werk ist urheberrechtlich geschützt. Die dadurch begründeten Rechte, insbesondere die der Übersetzung, des Nachdruckes, der Entnahme der Abbildungen, der Funksendung, der Wiedergabe auf photomechanischem oder ähnlichem Wege und der Speicherung in Datenverarbeitungsanlagen bleiben, auch bei nur auszugsweiser Verwertung, vorbehalten.
Bei Vervielfältigung für gewerbliche Zwecke ist gemäß § 54 UrhG eine Vergütung an den Verlag zu zahlen, deren Höhe mit dem Verlag zu vereinbaren ist.
© by Springer-Verlag Berlin Heidelberg 1974.
Ursprünglich erschienen bei Springer-Verlag Berlin Heidelberg New York 1974

– Die Wiedergabe von Gebrauchs-
namen, Warenbezeichnungen usw. in diesem Werk berechtigt auch ohne besondere Kennzeichnung nicht zu der Annahme, daß solche Namen im Sinne der Warenzeichen- und Markenschutz-Gesetzgebung als frei zu betrachten wären und daher von jedermann benutzt werden dürften.

Universitätsdruckerei H. Stürtz AG Würzburg

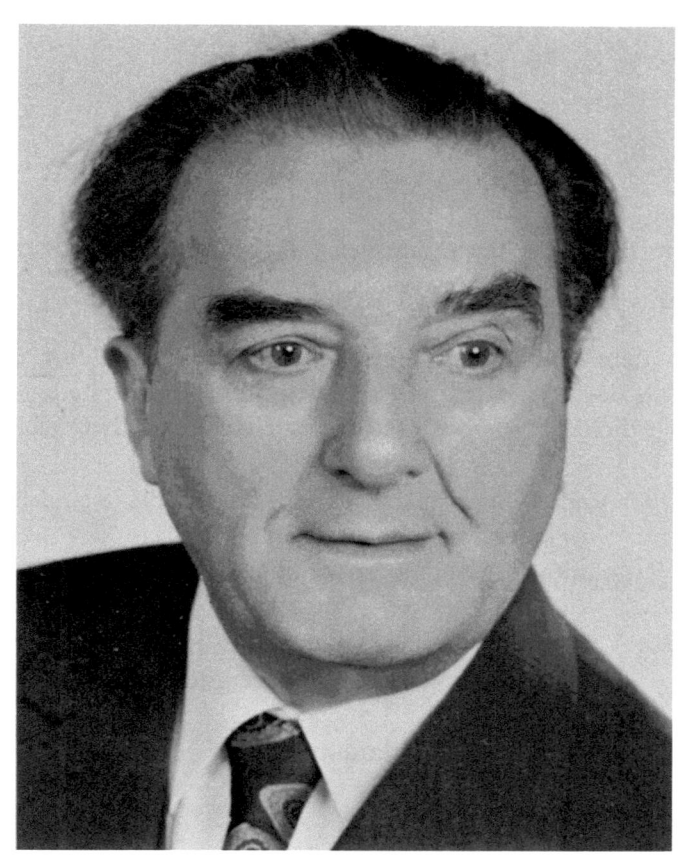

Herrn Professor Dr. Dr. h.c.

FRANZ BÜCHNER

dem *Begründer* der modernen Lehre von der Insuffizienz
des menschlichen Herzmuskels,

dem *Mitbegründer* einer Allgemeinen Pathologie
als der Voraussetzung zu einem besseren Verstehen
jeglicher Form des gestörten menschlichen Lebens,

dem *Rufer* und *Mahner* in bewegter Zeit *für* die Reinerhaltung
einer kritischen und einer wahren
Humanitas ernstlich verpflichteten Krankheitslehre

zur Vollendung des 80. Lebensjahres in Dankbarkeit
und Verehrung zugeeignet

(20. Januar 1975)

Neues und Kritisches vom und zum Herzinfarkt*

Wilhelm Doerr, Wilhelm-Wolfgang Höpker
und Johannes Albrecht Roßner

Pathologisches Institut der Universität Heidelberg

Über dieses Thema hat der eine von uns (W.D.) mehrfach vorgetragen[1]. Nachstehende Ausführungen sind nach den Vortragsmanuskripten gearbeitet. Die Vorträge wurden auf Wunsch der Einladenden gehalten; sie richteten sich vorwiegend an Hörer aus dem Kreise der praktischen Medizin. Bestimmte Vereinfachungen mußten daher gewählt, und sie mußten auch beibehalten werden, anders der Rahmen dieses Berichtes gesprengt worden wäre. Die Darlegungen von W.D. stützten sich u.a. auf die Ergebnisse epidemiologischer Analysen von W.-W. Höpker und elektronenoptischer Arbeiten von J.A. Rossner. Bei der Durchführung unserer Versuche halfen uns: Professor Dr. W. Hofmann, Dr. Ute Kreinsen, cand. med. Helmut Reinhard sowie die Herren Ing. (grad.) Harald Derks und Mechanikermeister Peter Rieger. Ihnen allen sei herzlich gedankt.

Über die Formulierung unseres Themas wird sich der Leser gewundert haben: Es wurde unzählige Male in aller Welt dargestellt. Gibt es wirklich etwas Neues zu sagen und an welcher Stelle könnte eine Kritik ansetzen?

Am 20. Oktober 1761 hat Frank Nicholls in London an den Präsidenten der Royal Society über das Ergebnis der Obduktion des englischen Königs Georg II. berichtet. König Georg, der noch in jungen Jahren stand, wurde eines Morgens tot in seinem Kabinett gefunden. Nicholls entdeckte Cystennieren und eine Herzruptur. In der hinlänglich genauen Darstellung des Herzbefundes

---

* Mit Unterstützung durch die Deutsche Forschungsgemeinschaft (cardiovasculäres Schwerpunktprogramm, SFB 90) und durch die Strebelstiftung Mannheim.
[1] Salzburg 9.1.1974; Köln 29.4.1974; Konstanz 11.6.1974; Darmstadt 15.10.1974.

wurden die Kranzarterien nicht eigens erwähnt. Am 21. Juli 1768 hat William Heberden vor dem Royal College of Physicians über „Some account of a disorder of the breast" vorgetragen und von „Angina pectoris" gesprochen.

Der durch die Entdeckung der Vaccination berühmt gewordene Edward Jenner hatte im Jahre 1777 seinen Lehrer John Hunter in Bath getroffen. Hunter habe über pectanginöse Beschwerden geklagt, er war damals fast 50 Jahre alt. Jenner und Heberden standen in Briefwechsel, einige Dokumente sind erhalten. John Hunter starb erst am 16. 10. 1793. Die von Jenner vorgenommene Obduktion ergab Veränderungen an den Coronararterien, ausgezeichnet durch „Konkretionen aus der koagulablen Lymphe". Entscheidend ist der klinisch-anatomische Bezug. Es war für Jenner gar kein Zweifel, daß Hunter litt und starb an den Folgen der nachgewiesenen stenosierenden Coronarerkrankung. Wir verdanken also Heberden den klinischen Begriff „Angina pectoris", Jenner aber ist der Vater der morphologischen Stenokardielehre.

Seit dieser Zeit, also seit bald 200 Jahren, geht die Frage darum, was es mit diesen Befunden auf sich hat. Wir bewegen uns auf klassischem Boden. Dennoch spielt in der ärztlichen Öffentlichkeit in der Bundesrepublik Deutschland seit Jahren eine immer wieder sichtbar werdende Unruhe auf dem Felde der Infarktforschung eine eigenartige Rolle. Vorwiegend aus dem Kreise der in ärztlichen Fachpraxen stehenden Collegenschaft ist Kritik an konventionellen Vorstellungen laut geworden. Dabei ging es ursprünglich um therapeutische Fragen, dann um Prinzipien der Infarktverhütung, endlich um Fragen der pathogenetischen Interpretation sog. Coronarinsuffizienz.

Wir möchten versuchen, den Konflikt zwischen Schulmedizin und sonstigen Vorstellungen zu entschärfen, Tatsachen und Meinungen zu sichten und neue Befunde hinzuzufügen. Wir berichten als Morphologen, wir gehen vom gestörten Objekt, der organismischen Struktur aus.

Auf der van Swieten-Tagung, Wien 1971, waren wir von Abb. 1 ausgegangen. Wir stellen dieses Diagramm auch heute an den

Anfang. Danach kann man den Schauplatz der Ereignisse als Synergide, *die* funktionelle Einheit von Parenchym und allem Zubehör, verstehen. Eine Erkrankung des Myokard, welche wir *bei* Coronarinsuffizienz beobachten *können*, entsteht daher entweder über die im Bilde linksseitig aufgetragene Faktorengruppe *oder* über die rechtsseitige, gelegentlich über beide. Würde der Herzmuskel überhaupt nicht reagieren, würde also keine Pathibilität bestehen, könnte man keine morphologischen Äquivalente einer Coronarinsuffizienz beobachten.

Coronarinsuffizienz ist ein Bilanzproblem (Abb. 2). Wir verstehen darunter die Folgen eines Mißverhältnisses zwischen dem Bedarf des Herzmuskels an energieliefernden Stoffen und deren Angebot. Dabei geht es im wesentlichen — nicht ausschließlich — um Fragen der Sauerstoffbilanz.

Problemgeschichtlich präsentieren sich die Zusammenhänge so: Hermann Rein, der den Terminus „Coronarinsuffizienz" 1931 geprägt hat, ging von den Ergebnissen der Londoner Schule von Ernest H. Starling aus. Diese Arbeiten reichen bis in die Jahre vor dem 1. Kriege. Später — 1924 — hat unser nachmaliger, im Jahre 1967 verstorbener Heidelberger Pharmakologe Professor Fritz Eichholtz (ordentliches Mitglied dieser Akademie) als Rokkefellerstipendiat gemeinsam mit Hilton am Institut von Starling, und zwar am Herzlungenpräparat des Hundes gezeigt, daß der Sauerstoffbedarf des Herzmuskels die Durchblutungsgröße der Herzkranzschlagadern steuert. Eichholtz konnte demonstrieren, daß sich die Ursprungsöffnungen der Coronararterien erweitern, sobald der Herzmuskel unter die Bedingungen des Sauerstoffmangels gerät. An anderer Stelle (1925) schreiben Hilton und Eichholtz: The coronary vessels are extremely susceptible to change in the oxygen tension of the blood!

Die morphologisch begründete Lehre der Coronarinsuffizienz geht auf Franz Büchner zurück, der seit mehr als 40 Jahren Meilensteine errichtet und zuverlässige Befunde erarbeitet hat. Büchners Arbeiten stellen die Achse dar, um die alle späteren Untersuchungen gravitieren.

Das Problem Coronarinsuffizienz ist eingebettet in den größeren Formenkreis überhaupt möglicher Insuffizienzerscheinungen am Myokard. Die Analyse der pathogenetischen Bedingungen im Sinne unseres Schemas hat gezeigt, daß ähnliche oder doch vergleichbare pathologisch-anatomische Veränderungen am Myokard entstehen können, wenn ebendort bestimmte parenchymale Störungen in Szene gehen.

Das gestaltliche Äquivalent sog. Coronarinsuffizienz führt hinüber in den Formenkreis dessen, was man Mangelinsuffizienz heißt.

Diejenigen Beispiele einer Coronarinsuffizienz, bei denen Veränderungen am System der Coronararterien nicht unzweifelhaft nachweisbar sind, nennt man relative. Jene, bei denen anatomische Störungen gegeben sind, nennt man absolute. Der relativen Coronarinsuffizienz eignet das Prinzip der funktionellen Minderdurchblutung. Beide Formen können miteinander zusammenhängen (Abb. 3). Das, was wir Coronarinsuffizienz nennen, manifestiert sich durch 2 Gruppen vorzüglich charakterisierbarer Veränderungen,

1. durch die Innenschichtschäden und
2. durch die Infarkte.

Wann die einen, wann die anderen entstehen, welche vorwiegenden biotechnischen Ereignisse eine Rolle spielen, wird zu untersuchen sein. Wir möchten folgendermaßen vorgehen:

1. Es soll unser Beobachtungsgut während 10 Jahren genutzt und ausgebreitet werden.

2. Es sei auf die besonderen Gegebenheiten einiger ausgewählter Fälle eingegangen. Dabei wird uns die Frage der etwaigen Bedeutung der Coronarthrombose, insbesondere der Altersbestimmung sog. Coronararterienthromben zu beschäftigen haben.

3. Wir möchten der Differentialdiagnose sog. Coronarinsuffizienz gedenken.

4. Es sollen einige experimentelle Befunde demonstriert und erörtert werden.

5. Endlich sei der Versuch einer Interpretation des Gesamtphänomenes aus der Sicht einer Neuen Anthropologie gewagt.

Abb. 4[2] zeigt das *Untersuchungsgut von 10 Jahrgängen*. Die Erhebung der Befunde fiel in die Amtszeit von W.D., sie ist also einheitlich erfolgt. Es kommt uns darauf an, eine Beziehung herzustellen zwischen allgemeiner Arteriosklerose, Coronarsklerose, Coronarverschlüssen und Herzinfarkt.

Die statistischen Arbeiten wurden im Rahmen des cardiovasculären Schwerpunktprogrammes der Deutschen Forschungsgemeinschaft durchgeführt. Die histologischen Untersuchungen betrafen im Regelfall folgende *Entnahmestellen* (Abb. 5). Bei schwierig gelagerten Fällen wurden 12 Teststellen des Herzens untersucht. An den Coronararterien wurden *planimetrische Bestimmungen* durchgeführt. Dabei bestätigte sich die alte Erfahrung (Abb. 6): Richard Thoma[3] hatte recht, wenn er angab, daß bei unkomplizierter Arteriosklerose die Intima in dem Maße stärker wird, in dem die Media an Dicke verliert. Er hatte weiterhin recht, wenn er nachwies, daß die Relation zwischen innerem Radius der lichten Gefäßweite und mittlerer Stärke der Kreisringfläche im Fortgang des Lebens, — wohlverstanden bei einfacher seneszenter Arteriosklerose — konstant bleibt. In dem Maße also, in dem die Gefäßwand dicker wird, wird die lichte Weite größer. Wir sprechen von der starrwandig-dilatativen Sklerose hochbetagter Menschen.

Für das Kalenderjahr 1972 wurde zusätzlich eine statistische *Faktorenkoppelung* versucht (Abb. 7). In diese wurde, so gut als möglich, die Klinik der Infarkttodesfälle mit einbezogen. Dabei wurde auch auf *anamnestische* und *klinische* Daten geachtet (Abb. 8).

Es ist uns durch unsere *Faktorenanalyse* nicht gelungen, die einzelnen Gruppen von Variablen zu zerschlagen, geschweige denn statistisch neu zu ordnen. Es hat sich aber erneut bestätigt, daß Diabetes, Hypertonie und Zigarettenrauchen zusammengehören und weit überzufällig korrelieren mit „allgemeiner Arteriosklerose", „stenosierender (d.h. komplizierter) Coronarsklerose" und

---

[2] Die Tabellen der Abb. 4 und 5 sowie 7—14 sind nicht „altersgewichtet" (altersstandardisiert).
[3] Richard Thoma (1847—1923): Heidelberg, Dorpat, Magdeburg, Heidelberg.

„Herzinfarkt". Es ist nicht möglich, auf alle Einzelheiten einzugehen. Unsere statistischen Arbeiten geschahen im wesentlichen unter folgenden Gesichtspunkten: Welche Rolle spielen Coronararterienverschlüsse, Coronararterienthrombose, stenosierende Coronarsklerosen und allgemeine *höhergradige* Arteriosklerosen beim Herzinfarkt einerseits *und* bei einem *Vergleichskollektiv* andererseits? An Vergleichsfällen haben wir Erkrankungen gewählt, die nach dem derzeitigen Stande des Wissens mit Entstehung und Fortschreiten der Arteriosklerose nichts zu tun haben. Wir haben also dem Infarktkollektiv ein Tumorkollektiv gegenüber gestellt. Als Tumorfälle wurden alle solche gewertet, bei denen ein gesichertes Carcinom oder Sarkom zum Tode geführt hatte, der maligne Prozeß also den Hauptbefund darstellte. Dabei zeigte sich:

Der *Mittelwert der Tumorsektionen* am Gesamtsektionsgut beträgt 24,1% (Abb. 9), der *Mittelwert der Sektionen mit Herzinfarkt* am Gesamtmaterial beträgt 10,5%. Die Rate der Tumorsektionen und der Infarktsektionen ist konstant geblieben. Dieser Befund ist bemerkenswert, weil Geschwulstkrankheiten und Herzinfarkte in den allgemeinen Mortalitätsstatistiken kontinuierlich ansteigen. Man kann dies so deuten: Das uns in 10 Jahren anvertraute Leichenöffnungsgut ist gleichmäßig zusammengesetzt. Die pathologisch-anatomische Diagnostik von Herzinfarkt und malignen Geschwülsten ist so gut oder so schlecht geblieben, wie sie es immer war. Aber die klinische Diagnostik ist verbessert worden. Ihre Ergebnisse lassen sich in die generelle Mortalitätsstatistik projizieren.

Werden die Tumor- und Herzsektionen nach *Altersklassen* aufgeschlüsselt (Abb. 10), ergibt sich ein anhaltender Anstieg der Herzinfarkte bis in die höchsten Altersklassen, während die Häufigkeit der Tumorsektionen nach dem 70. Lebensjahr abnimmt. Diese Kurven stimmen gut mit den Ergebnissen der allgemeinen Todesursachenstatistik überein.

Bestimmt man den prozentualen Anteil der *stenosierenden Coronararteriensklerose* bei Fällen mit Herzinfarkt und mit maligner Geschwulst, und zwar geordnet nach dem Lebensalter, dann zeigt sich (Abb. 11): Haben Männer das 45. Lebensjahr überschritten, findet sich in $^3/_4$ der Fälle mit Herzinfarkt, und zwar ziemlich konstant, eine stenosierende Coronarsklerose. Bei Frauen ist der Prozentsatz geringer, obwohl er in höherem Alter respektable Werte erreicht. Bei den Tumorvergleichsfällen steigt die Häufigkeit der Coronarsklerose gleichmäßig an. Es handelt sich um das, was Max Bürger einst „Physiosklerose" genannt hatte. Diese bekommt jeder, wird er nur genügend alt. Sie bekommt aber erst im 8. Lebensjahrzehnt einen eigenen Krankheitswert.

Wird der prozentuale Anteil der *stenosierenden Coronarsklerose* bei Fällen mit Herzinfarkt und bösartigen Geschwülsten nach *Sektionsjahrgängen* geordnet (Abb. 12), ergibt sich eine interessante Situation. Abgesehen von geringen Schwankungen in den Jahren 1966 und 1967, sind die zeitlichen Verläufe sehr konstant. Die stenosierende Coronarsklerose bei Tumorfällen hat den Charakter eines Nebenbefundes. Sie ist nahezu auslesefrei und kann als Ausdruck der Physiosklerose verstanden werden. *Die relative Konstanz im Ablauf der Kurvenpaare spricht für die gleichmäßige Befundung.* Warum Frauen im Falle eines Herzinfarktes im Mittel seltener eine stenosierende Coronararteriensklerose besitzen, wissen wir nicht. Der Unterschied zu den Männern ist signifikant ($X^2_{1,095} = 23{,}06\ 10.83\ ***$). Hier müssen noch andere Faktoren bei der Auslösung der Infarktentstehung mitwirken.

Die Zahl der *Coronararterienthrombosen* ist im Fortgang der Jahre und bei beiden Geschlechtern konstant. Die Fälle mit Herzinfarkt machen etwa 10% des gesamten Sektionsgutes aus, Coronarthrombosen finden sich in maximal $1/5$ der Infarktfälle (Abb. 13).

Wenn man die *Beziehungen* herstellt zwischen *Herzinfarkt* und *allgemeiner,* also nicht cardialer, und zwar *höhergradiger Arteriosklerose,* erkennt man sofort (Abb. 14): *Allgemeine Gefäßsklerose und Herzinfarkt gehören zusammen.* Dagegen sind nennenswerte Grade einer Arteriosklerose *nicht* mit malignen Tumoren korreliert. Für die Schwankungen in den Jahren 1964/65 machen wir Strukturveränderungen in den Kliniken unseres Einzugsgebietes verantwortlich.

Nach dieser ein wenig trockenen, aber unerläßlich wichtigen Vorbereitung müssen einige *Befundgruppen* demonstriert werden:

A. Bei einem älteren Manne (Abb. 15), einem Pensionär, trat erstmals am 16. März ein Anfall von Angina pectoris auf. 12 Tage später, am 28. März trat zwar nicht gänzlich überraschend, jedoch plötzlich der Tod durch Asystolie ein. Es fand sich eine sehr ausgedehnte Zerstörung der Kammerscheidewand und der Wandung der linkskammrigen Herzspitze (SN 345/68). Die Coronarsklerose entspricht dem Typus der seneszenten Manifestationsform (Abb. 16), sie war im ganzen deutlich, aber sie war nicht eigentlich stenosierend. Allein, es war außer einem großen Thrombus im absteigenden Ast der Coronaria sinistra eine Vielzahl kleiner, offenbar frischer Thromben entstanden (Abb. 17, 18).

B. Eine 50 Jahre alt gewordene Frau erlitt im Alter von 41 Jahren einen ersten stenokardischen Anfall (Abb. 19). Zwei Monate vor dem Tode trat ein Reinfarkt auf, 1 Tag vor dem Tode kam es zu einer letzten pectanginösen Attacke mit hohen Fermentwerten. Es fand sich ein riesenhaftes Herzwandaneurysma, das zu einer sackartigen Rarefikation der hinteren Kammerwand links geführt hatte (SN 554/69). Dabei fand sich eine polytope hochgradig stenosierende Coronarsklerose (Abb. 20). Es liegt keine banale seneszente, sondern eine entzündliche Sklerose vor.

Beide Fälle scheinen ganz einfach. Beide Male fanden sich höhergradige Veränderungen der Coronararterienwände, teils mit, teils ohne Thrombose. Es scheint plausibel, daß die ungewöhnlich starken Verwüstungen der Kammerwände etwas mit den Alterationen der Kranzschlagadern zu tun hatten. Die genaue Altersbestimmung der Coronararterienthromben nach dem Vorgehen von Irniger (1963) sowie Barmeyer und Reindell (1970) ist unmöglich, denn sie ist mit einer Zeitstreuung von bis zu 3 Tagen belastet.

C. Bei einem 48 Jahre alt gewordenen Manne bestand ein rheumatisches Vitium von Aorten- und Mitralklappe. In einer dreistündigen Operation wurde eine Doppelklappenprothese eingesetzt. Das Herz schien postoperativ in Ordnung. Am 13. Tag aber wurde eine Cholecystektomie wegen eines perforativen Gallenblasenempyemes aus vitaler Indikation erforderlich. Jetzt entstand ein perpetuierter Schock und nach 2 Tagen trat der Tod ein (SN 1468/71). Wir fanden eine Entparenchymisierung der Innenschichten (Abb. 21). Im Längsschnitt gewinnt man eine bessere Übersicht (Abb. 22). Insoweit im Masson-Goldner-Präparat der lichtgrüne Farbton sichtbar wird, sind die Veränderungen älter, denn es ist eine beginnende Vernarbung vorhanden. Derlei ist bei kombiniertem Aorten-Mitral-Vitium selbstverständlich (Herzgewicht 650 g). Aber es sind doch auch frische Fasernekrosen entstanden, die man als „elektive Parenchymnekrosen" ansprechen kann (Abb. 23).

Die Gegenüberstellung dieser 3 Beobachtungen soll zeigen, daß *Innenschichtschäden keine Infarkte sind.* Das klingt sehr einfach und scheint dem Fachmann selbstverständlich. Allein, der Wahrheit ist ein kurzes Siegesfest beschieden zwischen den beiden langen Zeiträumen, da sie als paradox verbannt und als trivial gering geachtet wird (Schopenhauer).

Die eigentlichen Schwierigkeiten beginnen bei der Analyse folgender Fälle: Auf dem Internistenkongreß, Wiesbaden 1972, wurde über die *mors subita cardiaca* verhandelt. Man kann zwei Gruppen unterscheiden: Gruppe A = der Tod tritt innerhalb weniger Stunden ein; Gruppe B = der Tod tritt innerhalb von 24 Std ein. Unter 1 411 Obduktionen einer bestimmten Berichtszeit fanden wir 20 Fälle von plötzlichem Herztod. Dabei handelte es sich fünfzehnmal um akute Coronartodesfälle. Von diesen hatten 9 Fälle akute Coronarverschlüsse, fünfmal mit stenosierender Coronarsklerose ohne Thrombose, viermal mit Thrombose.

D. Ein 21 Jahre alter Schornsteinfegergeselle, der bei einem Fußballspiel als Schiedsrichter tätig war, kollabierte nach mäßiger Anstrengung und Aufregung (SN 893/61). In den großen Coronararterienstämmen fanden sich vielörtliche Quellungsnekrosen der Intima (Abb. 24). Sie sind nahezu fettfrei, reich an Mukopolysacchariden und treten nur an solchen Stellen auf, welche autoradiographisch nach Inkubation mit ^{35}S einen lebhaften Mukopolysacchridstoffwechsel besitzen. Je älter diese Veränderungen werden, um so mehr kommt es zur Einlagerung komplexer Fett-Verbindungen, also zu einem „Mischprozeß" (Abb. 25).

E. Ein 23 Jahre alter Bankbeamter kollabierte in der 2. Halbzeit eines rasanten Hallenhandballspieles und starb innerhalb von 2 Std 45 min (SN 102/71). Diese Zeit reichte aus, um Veränderungen im Herzmuskel entstehen zu lassen (Abb. 26). Diese dürfen als Symptome einer frischen Myokardschädigung durch Sauerstoffmangel verstanden werden. Während die großen Coronararterienäste unversehrt waren, zeigten die kleinen Verzweigungen, auch im Inneren des Myokard, eigenartige Intimareaktionen (Abb. 27). Hier ist auch eine diskrete entzündliche Zellulation sichtbar zu machen. In zahlreichen kleineren Gefäßen wurden frische Abscheidungsthromben gefunden (Abb. 28). Wir haben uns 2 Jahre lang mit der Altersbestimmung gerade dieser Gerinnsel befaßt. Dabei kam uns die von Rossner (1971) angegebene KMU-Technik zustatten [4]. Mit dieser gelingt es, die im Lichtmikroskop als charakteristisch erkannten Stellen, und zwar genau diese, elektronenmikroskopisch zu kontrollieren. Bei stärkerer Auflösung finden sich Fibrinnetze (Abb. 29), die bei noch stärkerer Vergrößerung die quergestreiften Fibrinfäden erkennen

---

[4] KMU = kontinuierliche mikroskopische Untersuchung, d.h. Erarbeitung lückenloser Übergänge zwischen allen Abbildungsmaßstäben, und zwar vom Lupenpräparat bis zur elektronenmikroskopischen Darstellung.

lassen (Abb. 30, 31). Danach darf man mit Sicherheit von einer frischen Thrombose sprechen. Sie ist etwa 3 Std alt und dürfte in dem Augenblick entstanden sein, als der Kollaps begann. Später ist es zu einer vielörtlichen Thrombose auch der kleineren Coronarvenen gekommen.

Der Verstorbene hatte 3 Wochen vor dem Tode eine fieberhafte Gaumenmandelentzündung durchgemacht; er stammte aus einer Familie mit Diabetes und Hyperlipidämie, galt jedoch selbst als gesund. Er war ein notorischer Zigarettenraucher. Hallenhandball ist auch für den trainierten Sportler anstrengend. Einige Minuten vor dem Zusammenbruch hatte er einen sog. harten Ball mit breiter Brust gestoppt.

Die Situation ist recht typisch. Die juvenile Coronarsklerose steht den entzündlichen Angiopathien nahe. Gerade bei den plötzlichen Herztodesfällen werden häufiger multiple Thromben der feineren, auch intramuralen Coronararterienverzweigungen gefunden, angeblich besonders bei Männern. Wenn man frägt, ob die Thrombogenese den tödlichen Kollaps eingeleitet hat, muß man antworten: Niemand weiß dies absolut sicher. Wir betonen aber, daß die zeitlichen Verhältnisse unseres Falles „passen" würden, und es ist wohl erlaubt, folgende Sequenz anzunehmen: Psychophysischer Streß, konstitutionelle Störanfälligkeit, polytope Wandverquellung der Coronarien, Verengerung der lichten Weite, vielörtliche Thrombenbildung, tödliche Herzinsuffizienz.

Neben dem *typischen Infarkt,* dem *Innenschichtschaden* und dem *perakuten Coronartod* beansprucht der *„Nichtobturationsinfarkt"* aufmerksame und kritische Betrachtung. Auch hierzu 3 Beispiele:

F. Ein 24jähriger Mann erlitt durch einen Unfall im Straßenverkehr multiple Frakturen beider Beine, eine Beckenringsprengung, Rippenserienbrüche und eine Fraktur des Unterkiefers. Er starb im protrahierten Schock 2$^1/_2$ Tage nach Aufnahme der Intensivpflege (SN 1313/73). Die Kranzarterien waren zart und frei durchgängig. In der Kammerscheidewand (Abb. 32) und besonders in der Hinterwand der linken Kammer (dorsobasal) ließ sich eine unregelmäßige Färbbarkeit der Muskulatur sichtbar machen (Abb. 33). Die stärkere Vergrößerung zeigt eine beginnende Entparenchymisierung (Abb. 34).

G. Bei einer 70 Jahre alt gewordenen Frau (SN 1374/73) mit seniler Aortektasie (Abb. 35) kam es scheinbar plötzlich zu einer tödlichen Coronarinsuffizienz. Die Kranke kam im cardiogenen Schock in die Medizinische Klinik Heidelberg und starb dort nach wenigen Halbstunden. Die Aorta zeigte eine kleinstcystische Rarefikation der elastischen Mediastrukturen, also eine Medionecrosis vom Typus Cellina (Abb. 36). Die Papillarmuskeln ließen die Spuren der offenbar in Jahren immer wieder einmal vorhanden gewesenen Durchblutungsnot erkennen (Abb. 37). Die Sklerose der Coronararterien war altersgerecht und vorwiegend dilatativ (Abb. 38). Die ischämischen Nekrobiosen lagen an den beiden Prädilektionsorten, ventroapikal und dorsobasal. Stenosen der Herzkranzarterien fanden sich an keiner Stelle.

H. Ein 39 Jahre alter Chemiewerker (SN 1350/73) litt an einer Tachyarrhythmia absoluta. Es sollte in Epontolkurznarkose eine Elektrodefibrillation vorgenommen werden. Die gleiche Prozedur war schon einmal, einige Monate vor dem Tode, seinerzeit erfolgreich praktiziert worden. Jetzt trat so etwas wie ein anaphylaktischer Schock auf. Der Mann kam nach 5 Tagen ad superos, ohne daß es gelungen wäre, — trotz Alupent, Bird-Beatmung, Pancuronium, Herzmassage — wenigstens eine ungeordnete Schlagfolge wieder herzustellen (Abb. 39). Der Mann hatte eine ältere mäßig stenosierende Coronarsklerose (Abb. 40), aber keine Verschlüsse und keine Thrombose. Wiederum fanden sich nekrobiotische Felder der beginnenden Entparenchymisierung, und zwar ventroapikal und dorsobasal (Abb. 41).

Diese soeben gezeigten Fälle lassen erkennen, was man *Nichtobturationsinfarkt* nennen kann. Derlei Infarkte entstehen durch das Fehlen der *vis a tergo* (Abb. 3), also durch Blutdruckabfall, mäßige Coronarerkrankung, mäßig-starke körperliche Belastung. Die Zonen der Nekrobiose liegen nicht irgendwo. Sie liegen genau dort, wo — sog. Normalversorgungstypen der Coronargefäße vorausgesetzt — „richtige", d.h. konventionelle Infarkte entstanden wären. Hier bieten sich *3 Probleme* an:

1. Kann man das ungefähre Alter einer Herzwandnekrose, eines beginnenden Infarktes, ermitteln?

2. Wo liegen die tieferen Ursachen dafür, daß es Prädilektionsorte der eigentlichen und der Nichtobturationsinfarkte, also der „territorialen Mangelversorgungsnekrosen" gibt?

3. Kann man so etwas wie eine Differentialdiagnose der Infarkte aufmachen? Gibt es Irrtumsmöglichkeiten?

Die *Altersbestimmung der Infarkte* kann als im Grundsatz gelöst gelten, falls die Sektion nicht später als 36 Std nach dem Tode vorgenommen wird (Heilmann *et al.*, 1972; Abb. 42).

Die *Prädilektionsorte der Infarkte* sind nur aus der *vergleichenden Anatomie* verständlich zu machen. Die stammesgeschichtlich älteste Blutversorgung des Herzmuskels ist eine sinusoidale. Man versteht unter diesen Sinus kleine Gefäßlakunen, welche vom Kammerlumen in die Muskulatur eingelassen sind. In der Phylogenese gibt es zahlreiche Sondereinrichtungen und sehr spezielle Entwicklungszüge. Es ist daher nicht einfach, Übersicht zu behalten. Der Frosch hat nur eine Bulbusarterie, Reptilien besitzen zwei, Vögel nicht selten drei Coronararterien. Bei den Insektivoren, an deren Stamm auch die menschlichen Vorfahren angeschlossen werden, spielt ein aus den Mammariae internae herrührendes Gefäß eine Rolle, das von kaudal über das Herzband zur Herzspitze aufsteigt. Ein weiterer Zubringer kam von dorsal, aus dem „fore gut plexus" und über das Herzgekröse, das sog. Mesocardium dorsale. Das Herz der Vorstufen des Menschen hatte nicht nur zwei Coronararterien, sondern insgesamt 4 Zubringer. Kaudales Herzband und Mesocardium dorsale wurden geopfert, wahrscheinlich aus räumlichen Gründen. Mit der Zweiteilung des Wirbeltierherzens, der Parallel- und Hintereinanderschaltung von großem und kleinem Kreislauf, mit der steigenden Utilisation des Blutes, mit der zunehmenden Notwendigkeit, den gesteigerten Energiebedarf eines psychomotorisch agilen Lebens zu decken, ist der Herzschlauch länger, seine Faltung und Stauchung größer geworden, so daß für bandförmige Verknüpfungen der Kammeranlage nach kaudal und dorsal kein Platz blieb. Die ventroapikale Region einerseits, die dorsale Atrioventrikulargrenze zum anderen stellen in unserem Sinne Mangelgebiete dar. Unser Herz trägt die Merkmale der Heterochronie. Seine technische Konstruktion ist nicht in allen ihren Teilen voll ausgereift, es fehlt die doppelte Sicherung.

Es ist, als ob bei homo sapiens der Durchbruch von der Stufe der vegetativen Existenz, zu deren Enthaltung der kardiovaskuläre Apparat genügt haben würde, zu einem Leben höherer psychophysischer Repräsentanz erzwungen worden wäre, lange bevor eine ausreichende Sicherung hatte getroffen werden können. Wenn die species homo im Mittel eine Lebenserwartung von etwa 120 Jahren pro individuum erreicht haben wird, sterben die allermeisten Menschen an den Folgen der Regulationsstörung der im

Sinne senescenter, starrwandig-dilatativer Sklerose veränderten Coronararterien.

Zur *Differentialdiagnose* des Herzinfarktes folgende Beobachtungen:

J. Bei einer 27 Jahre alt gewordenen Frau, die seit ihrer Kindheit rezidivierte Gaumenmandelentzündungen und Attacken eines fieberhaften Rheumatismus gehabt hatte, fand sich ein klinisch nie recht abgeklärtes kardiales Bild (Abb. 43). Die Kranke starb plötzlich, für ihre Umgebung ganz unerwartet. Wir fanden eine parietale *Endomyokarditis* ohne Eosinophilie (SN 214/72; Herzgewicht 470 g). Selbstverständlich dachten wir zunächst an einen Infarkt; dieser konnte jedoch mit Sicherheit ausgeschlossen werden (Abb. 44).

K. Bei einer 44 Jahre alten Frau war 2 Jahre vor dem Tode ein Vorderwandinfarkt festgestellt worden. Anläßlich einer erneut vorgenommenen klinischen Untersuchung starb sie unerwartet (SN 389/71; Abb. 45). Der Vater der Verstorbenen war mit 40, ein Bruder mit 29 Jahren an, wie es hieß, „ungeklärter Herzkrankheit" gestorben. Wir fanden ein vergrößertes Herz (430 g bei 57 kg Körpergewicht). Es fand sich kein Infarkt, nicht einmal eine Infarktnarbe. Es fand sich aber eine sog. Mitochondriose oder Muskulatur, besonders der linken Kammerwand (Abb. 46, 47), also eine *familiäre Kardiomyopathie*.

L. Ein dritter Fall kam mit der Diagnose „Kardiomyopathie". Es handelte sich um einen 35 Jahre alten Mann. Das Herz (Abb. 48) wog 800 g (!), die Klappen waren zart, die Scheidewände dicht, die Coronararterien glattwandig. Die histologische Durchmusterung erbrachte den Befund einer chronischen automatisierten Myokarditis mit Sklerosierung des Hisschen Bündels (Abb. 49) und Ausbildung sehr zahlreicher Anitschkow-Zellen (Abb. 50; SN 361/72).

Lassen wir diese Befunde an unserem geistigen Auge vorbeiziehen, so kristallisieren sich *3 Faktoren* heraus, welche Intensität und Extensität der Coronarinsuffizienz bestimmen. Es sind dies:

1. Die *kritische Verengerung der lichten Weite* aller zu einem Versorgungsgebiet hinführenden Coronararterien;

2. Die *Größe des Herzens*, in unserer Sprache das Herzgewicht; und

3. die jeweils abverlangte *Herzleistung*.

Unter dem Punkte „kritische Verengerung der lichten Weite" subsummieren wir auch die *Anastomosenfrage,* um deren Dignität seit den klassischen korrosionsanatomischen Untersuchungen von Rokitansky, seit den ungemein sorgfältigen Arbeiten von Spalteholz gerungen wird, um die sich Giorgio Baroldi seit Jahren erfolgreich bemüht. Mit guter Technik ist es nicht allzu schwer, eine außerordentliche Anzahl arteriovenöser Kurzschlüsse darzustellen (Abb. 51). Die Mehrzahl der Anastomosen liegt im subepikardialen Bereich. Werden durch ein besonderes Verfahren etwa vorhandene Infarktnekrosen markiert (gelb), ist man erstaunt, gerade dort und noch immer gefüllte Gefäße anzutreffen (Abb. 52). Freilich, wer „seinen" Cohnheim kennt, wer von dem „va et viens" der Blutsäule brüsker Gefäßverschließungen gehört hat, und wer bedenkt, daß muskuläre Organe vermöge ihrer automatischen Aktion auch in die Vorgänge von Füllung und melkender Entleerung intramuraler Gefäße eingreifen, versteht, daß keine eigentliche Wipfeldürre in Kontrastbildern und Korrosionspräparaten erwartet werden kann. Vielmehr kommt die Mortifizierung der Muskulatur durch vorübergehenden Druckabfall der Sauerstoffspannung, Cristolyse der Mitochrondrien (Abb. 53), Störung der Membranpermeabilität, Wassereinstrom in die Muskelfasern und durch harmonikaförmige Dehiszenzen (Abb. 54) zustande.

M. v. Ardenne hatte mehrfach die Auffassung vertreten: *Minderdurchblutung entfessele autodigestive Kräfte.* So wie man eine autodigestive Pankreatitis kennt, bei der tatsächlich früheste Zerstörungen im Bereiche der Lysosomen der Acinusepithelien — in den „suicid-bags" — auftreten, so ähnlich entstünde die Zerstörung des funktionell überlasteten, in seiner Durchblutung aber eingeengten Herzmuskels. M. v. Ardenne hat uns geschrieben[5], ob wir nicht der Auffassung sein könnten, daß disseminierte Einzelnekrosen nach und nach einem Infarkt „entgegenreiften"? Wir mußten zunächst eine klärende Antwort leider schuldig bleiben, galt es doch zu prüfen, ob in den Herzmuskelfasern (nicht in den Mesenchymzellen des Perimysium internum) Lysosomen vorkommen. Da kam uns das Untersuchungsgut unseres japanischen Mitarbeiters Dr. Iwata zu Hilfe. Iwata hatte 1972 und 1973 bei mehr als 50 Operationen am offenen menschlichen Herzen Gewebestückchen entnommen. Alle Herzen waren hypertrophisch ge-

---

[5] Brief an W. Doerr vom 7. Januar 1974. Spätere und in gewissem Sinne klärende Mitteilung vom 22. Januar 1974.

wesen, alle Operationen wurden in der Chirurgischen Universitätsklinik Heidelberg vorgenommen. Die Indikationen waren naturgemäß gänzlich unterschiedlich. Das *Material stammte* teils aus den Herzohrwänden, teils aus linker und rechter Kammerwand. In den hypertrophischen Herzen bei Aortenstenose fand sich regelmäßig der von Liebegott (1936) und Doerr 1948 beschriebene „Zustand nach basophiler Degeneration" (Abb. 55). Bei stärkeren Innenschichtschäden traten an die Stelle der basophilen Degenerate eigenartige Trümmerfelder. Im Bereiche der zerstörten Muskelfasern fanden sich neben den Mitochondrien große dunkelfarbene Gebilde, *Lysosomen* (Abb. 56). Die Beziehungen der Lysosomen zu den basophilen Degeneraten sind noch unklar. Wir sehen in diesen Vorgängen eine Störung der Selbstreinigung des Gewebes und denken an einen Aufstau saurer Mukopolysaccharide, die zu einer Verklumpung pittoresker Lysosomen geführt haben.

Wir werden also sagen müssen, Lysosomen gibt es auch im myokardialen Parenchym. Wir haben sie aber nur in hypertrophischen Herzen gefunden. Sie liegen gern im Bereich miliarer Fasernekrosen, aber offenbar nicht im Inneren eigentlicher Infarktgebiete. Selbstverständlich ist gerade letzteres Problem beim Menschen kaum zu lösen.

Die anstehenden Fragen können folgendermaßen geordnet und formuliert werden:

1. Gibt es Herzmuskelnekrosen, welche nichts mit Coronarinsuffizienz sensu stricto, — natürlich auch nichts mit Myokarditis, also Diphtherie, Virus- oder Parasitenbefall — zu tun haben? Wodurch entstehen sie, wo liegen sie, wie sehen sie aus?

2. Ist es jemals beobachtet worden, daß derlei Nekrosen in einen Infarkt übergehen?

3. Gehen Innenschichtschäden in Infarkte, gehen Infarkte in Innenschichtschäden über?

4. Gibt es experimentelle Infarktnekrosen, welche denen beim Menschen vergleichbar sind?

Sophia Getzowa, eine russische Emigrantin aus der Zeit vor dem 1. Kriege, eine Schülerin von Theodor Langhans in Bern, hatte im Jahre 1922 mit dem Chirurgen Hausmann, St. Gallen, bei chromaffinen Geschwülsten der Sympathicusanlage, bei Fällen von Phäochromocytom also, welche post operationem verstorben waren, Herzmuskelnekrosen beschrieben. Im Jahre 1940 hat F. Büchner durch Gerhard Veith zeigen lassen, daß es durch Gabe von Brenzkatechinderivaten bei Kaninchen und Katze überhaupt gelingt, Adrenalinnekrosen der Innenschicht der linken Kammer zu erzeugen. Es handelt sich um ein theoretisch bemerkenswertes und praktisch wichtiges Schädigungsmuster. Durch Adrenalin, Noradrenalin, Arterenol, Alupent, Isoproterenol, aber auch Aludrin und Ephedrin entstehen zahllose kleinstherdige Nekrosen vorwiegend der Innenschicht der linken Kammer von Mensch und Tier, sog. *infarct-like-lesions*. Sie rufen in Stundenschnelle einen zellularen mesenchymalen Abraum hervor. Sie entstehen durch Beschleunigung der Herzfrequenz, Anstieg des Blutdruckes, vermehrte Belastung gerade der inneren Oberfläche der linken Kammer, Weitstellung der feineren Coronararterienverzweigungen und durch eine Stimulation des Energiestoffwechsels.

M. Abb. 57 zeigt das Herz eines 63 Jahre alt gewordenen Mannes, der nach operativer Hüftkopfplastik einen Herzstillstand erlitt, reanimiert wurde und in einem über 24 Std gehenden protrahierten Kollaps 120 mg Alupent, 146 Ampullen Arterenol sowie kleinere Gaben von Akinor, Suprarenin, Xylocain erhalten hatte (SN 96/70). Im Semidünnschnitt findet sich die klassische miliare Fasernekrose. Die amerikanische Schule spricht wegen der Mobilisation des aktiven mesenchymalen Zellbestandes von „Epinephrin-Myokarditis" (Abb. 58). Bei stärkerer Auflösung sieht man das, was Thurner „iatrogene Pathologie" nennt, also die Folgen eines chemischen Trauma (Abb. 59).

Vor mehr als 20 Jahren hat Alexander Grundner-Culemann eine energetisch-dynamische Herzinsuffizienz der Ratte durch Kaliummangeldiät erzeugt. Bereits nach 13 Versuchstagen fanden sich herdförmige hypokaliämische Nekrosen (Abb. 60). Vielfach hat man auch hier den Eindruck des Vorliegens einer Myokarditis (Abb. 61). Nach 18 Tagen finden sich gereinigte Nekrosen (Abb. 62), welche man als „elektive" ansprechen könnte (Abb. 63).

Hans Selye hat 1958 den Begriff der „infarctoid-cardiopathy" an der Ratte erarbeitet. Er unterscheidet die Elektrolyt-Steroid-

Cardiopathie mit Nekrosen (ESCN) und die Elektrolyt-Steroid-Cardiopathie mit Hyalinosen (ESCH). Das schädigende Prinzip liegt jetzt natürlich nicht bei den Brenzkatechinderivaten des chromaffinen Gewebes, sondern bei den Corticoiden. Medikation halogenierter Cortisone + Natriumsalze + Streßbelastung erzeuge ESCN. Die Nekrosen können durch Dehydrotachysterol gesteigert, durch Kaliumchlorid gemindert werden. Die Elektrolyt-Steroid-Cardiopathie mit Hyalinose (Abb. 64) entsteht durch Aldosteron und ist abhängig von dem Natrium-(Kochsalz)gehalt der Nahrung (Abb. 65). Im Jahre 1972 hat Selye auf Bitten von W. Doerr auf der 56. Tagung der Deutschen Gesellschaft für Pathologie in Graz über seine Beobachtungen referiert. Es war uns daran gelegen, Hans Selye mit den Pathoanatomen zu konfrontieren, um zu erfahren, ob man seine Cardiopathien den menschlichen Infarktnekrosen an die Seite stellen könnte. Selye hat unserer Bitte nicht in vollem Umfange entsprochen. Er hat sich, auch in seinem veröffentlichten Manuskript, nicht genügend klar ausgedrückt. Immerhin haben wir von ihm folgendes gelernt: Überschuß an Mineralocorticoiden macht eine Hypokaliämie, insbesondere hypokaliämische Nekrosen mit Hyalinose (Abb. 66). Hemmung der Mineralocorticoidproduktion etwa durch Spironolacton macht Heilung der Nekrobiosen. „Syntoxische" Steroide erhöhen die Toleranz gegenüber sog. Aggressoren, hemmen also die Defensivreaktionen. „Katatoxische" Steroide greifen die Aggressoren selbst an. Sie lassen durch die Mikrosomen, etwa der Leberepithelien, Abbauenzyme bilden und üben auf diese Weise einen Schutz aus. Eine besondere Wirkung gehe von Nitrilverbindungen synthetisch dargestellter Glykocorticoide aus. *Der katatoxisch wirksame Stoff sei das Pregnenolon-16-α-carbonitril (PCN).*

Wir dürfen feststellen, daß die Steroidkardiopathie anders aussieht und wahrscheinlich auch anders entsteht als die Infarktnekrose oder die Epinephrin-Myokardiopathie. Die Mineralisationsstörungen greifen am endoplasmatischen Retikulum, am System der L-Kanälchen, der Lagerstätten der Calciumpumpe und den Myofibrillen, Sauerstoffmangelschäden greifen primär an den Mitochondrien an.

Bei diesem Stande unserer Beobachtungen und Erfahrungen haben wir *Infarkte experimentell* zu erzeugen versucht
nicht durch die Unterdruckkammer und
nicht durch die Coronararterienklemmen.
Wir haben uns solcher Versuchstiere bedient, welche von Natur aus infarktgefährdet sein können. Wir halten die Laboratoriumsnager für ungeeignet. Auf dem Wege über unsere Studien betreffend die Phylogenese des Reizleitungssystems sind wir zu den Vogelherzen gekommen. Die Sauerstoffversorgung ist dort vergleichsweise viel besser als im menschlichen Myokard, die Herzaktion ist aber um ein Vielfaches schneller und größer. Die spezifische Muskulatur der Vogelherzen ist viel „verkehrssicherer" angelegt als bei uns. Dennoch gibt es gelegentlich Katastrophen, dann aber waren die Coronararterien hochgradig alteriert.

Wir haben im Verlaufe von 2 Jahren in einem Freigehege, das wie eine Bergheide angelegt war,
10 indische Seidenzwerghühner,
10 Jagdfasanen (sog. Mongolen),
 2 Pfauen und
10 Strassertauben
gehalten. Die Tiere durften sich frei bewegen; sie durften, wenn sie konnten, kommen und gehen. Fasanen und Tauben sind ständig ausgeflogen, aber sie sind auch wiedergekommen. Die Fütterung bestand außer dem handelsüblichen Körnerfutter mit Fischmehl aus Weißbrot + 1 l Vollmilch (für alle Tiere) + 10 g Cholesterin purissimum pulverisatum pro die. Den Tauben als ausgesprochenen Körnerfressern wurde auf je 1 Doppelzentner Fütterkörner 250 g Cholesterinpulver eingemahlen.

Die Tiere hatten keine äußeren Feinde, sie wurden nicht bejagt. Alle standen im 2. Lebensjahr bei Versuchsbeginn, eine indische Henne ausgenommen (7 Jahre). Alle Tiere entwickelten eine Arteriosklerose. Die stärksten Veränderungen boten die Hühner. In der Aorta findet sich eine Grundwasserdrift (Abb. 67). Mit stärkerer Vergrößerung erkennt man die Einlagerung von Schaumzellen in den Interstitien der inneren Media (Abb. 68). Im Semidünnschnitt finden sich Schaumzellen in der Intima (Abb. 69). Die

Coronararterien boten imposante Veränderungen (Abb. 70). Diese erinnern fast an xanthöse Granulome (Abb. 71). Die Elektronenmikroskopie des normalen Vogelherzens bringt ein ästhetisches Vergnügen (Abb. 72). Die bei allen Tieren nachweisbaren miliaren Fasernekrosen der inneren Muskelschichten der linken Kammer zeigen eine einfache Faserabschmelzung (Abb. 73). Man könnte von einer reinen Form der elektiven Parenchymnekrose sprechen (Abb. 74). Einen großen oder gar transmuralen Infarkt haben wir nicht zustande gebracht, wahrscheinlich aus 2 Gründen: Es fehlte der Streß, — trotz der Dichte des Besatzes des Versuchsgeländes dürften also soziologisch zu verstehende konflikthafte Belastungen keine Rolle gespielt haben — und die Versuchsdauer von 2 Jahren war zu kurz.

Wir haben aber aus diesen Untersuchungen gelernt: Die ausschließlich durch eine milde alimentäre Belastung bei noch jungen Vogeltieren erzeugten Parenchymnekrosen dürfen als Paradigma einer Coronarinsuffizienz gelten. Die Vielzahl der Fasernekrosen, und seien diese noch so zahlreich, macht keinen Infarkt. Ein Herzinfarkt ist kein Gebilde, das sich wie ein Mosaik, d.h. durch Baustein um Baustein zusammensetzen läßt. Davon, daß Einzelnekrosen zu einem Infarkt (wörtlich genommen) „ausreifen" könnten, wie v. Ardenne dies andeutete, kann wohl keine Rede sein.

Übertragen auf die menschliche Pathologie heißt dies: Die elektive Parenchymnekrose repräsentiert bei ausschließlich morphologischer Betrachtung den Prototyp dessen, was man Coronarinsuffizienz nennen kann. Legt man einen *phänomenologischen Maßstab* an, bedient man sich also der wertenden Maße sog. Gestaltphilosophie, ist es ganz klar, daß das Ganze mehr ist als die Summe seiner Teile, daß der Infarkt kein additives Phänomen, sondern räumlich und zeitlich etwas anderes ist als eine „elektive Parenchymnekrose". Die Entité morbide, wie dies Charcot einst nannte, ist eine völlig andere. Schnelligkeit und Gewalt der Ereignisse, territoriale Bindung an phylogenetisch determinierte Prädilektionsorte und der Charakter der Gefahr, um uns eines Wortes von Rudolf Virchow zu bedienen, garantieren dem Myokardinfarkt eine ganz eigene biologische Stellung. Innenschichtschäden,

Epinephrin-Myokarditis und ein Teil der Fälle und Formen sog. Elektrolyt-Steroid-Cardiomyopathie sind andere Ausdrucksmöglichkeiten der Coronarinsuffizienz (im Sinne unserer Abb. 1). Sie können auch nicht ineinander übergehen.

Andererseits: Wer einen Innenschichtschaden seines Herzens hat, — insofern man derlei rechtzeitig und sicher weiß oder gar wissen kann (!) — sollte sich vorsehen. Tausend Einzelfasernekrosen können nahezu spurlos beseitigt werden, eine klinisch-funktionelle Restitutio ist erreichbar. Aber es kann doch auch, gleichsam bei neuer Belastung, — hypertonische Krise einerseits, hypotonische Regulationsstörung andererseits; im ersteren Falle durch occlusive Coronaropathie, im zweiten durch mangelnde vis a tergo — zur Katastrophe, zum tödlichen Infarkt kommen. In dieser Hinsicht, ausschließlich aber nur insoweit, stimmen wir M. v. Ardenne zu.

Die Probleme der Pathogenese der Coronarinsuffizienz liegen eigenartig verschlungen. Ähnlich kompliziert ist die Ätiologie. Körperliche, seelische, soziokulturelle und Umweltfaktoren besitzen „Interdependenzen" (Christian, 1973). Soziokulturelle Einflüsse auf die Infarktauslösung scheinen größer als rassisch-genische. Der somatotone extraversive Charakter visuell-motorisch engagierter Männer auf der Höhe des Lebens, welche ihren Reizhunger unbewußt durch Zigarettenrauchen stillen, werden das Opfer ihrer Coronarverschlüsse. Persönlichkeitstypen der modernen Industriegesellschaft, bei denen neurotoide-psychodynamische konflikthafte Entwicklungen unvermeidlich zu sein scheinen, bleiben jahrelang unauffällig, weil sie sozial gut eingepaßt sind. Streben nach Erfolg und sozialer Billigung bei gleichzeitiger Tendenz zur Sicherheit tragen ihr Leben. Derlei realitätsorientierte, im Grunde expansive Persönlichkeiten mit der Fähigkeit zur Zurückdrängung emotionaler Impulse gelten weithin als Leitbilder unserer Gesellschaftsverfassung. Wehe ihnen, wenn sie ausbrechen aus dem selbstgeschaffenen Ordnungsgefüge. Diese Menschen werden das Opfer ihrer Ehrgeizhaltung, denn der Coronarkranke ist leistungsgebunden (Christian, 1973)!

Pathologie ist kein Gedankenspiel sondern Erfahrungswissenschaft. Ihr Boden ist die Naturwissenschaft, soweit dies möglich ist (H.E. Bock[6]). Daß es daneben und darüber hinaus andere Formen der Erkenntnis gibt, ist jedem Pathologen selbstverständlich. Als Rudolf Virchow vor 100 Jahren, am Leibniztag des Jahres 1873, in die mathematisch-naturwissenschaftliche Classe der Preußischen Akademie der Wissenschaften aufgenommen wurde, formulierte er in seiner Antrittsrede einen Satz, der uns im Hinblick auf die anthropologische Seite unseres heutigen Themas wichtig ist:

„Es ist nicht mehr die Krankheit, welche wir suchen, sondern das veränderte Gewebe; es ist nicht mehr ein fremdartiges, in den Menschen eingedrungenes Wesen, sondern unser eigenes Wesen, das wir erforschen."

Wir halten es für eine Funktion der intellektuellen Redlichkeit zuzugeben, daß die coronare Herzkrankheit, so wie sie sich heute darbietet, das somatische Fatum des Menschen darstellt. Sie wird nicht grundsätzlich beseitigt werden können. Aber sie wird zeitlich verlagert, und sie wird wohl auch gemildert werden können.

Literatur

Ardenne, M. v., Lippmann, H.G.: Zur Verringerung der Wirkungsschwankung nach oraler Gabe von g-Strophantin. Supplementum, Cardiolog.-Bulletin. **4/5**, 167 (1971).

Ardenne, M. v., Reitnauer, P.G.: Cardiolog. Bulletin (Heidelberg). **4/5**, 51 (1971).

Ardenne, M. v., Reitnauer, P.G., Rohde, K.: Zum PH-Verhalten des Myokards und seiner Bedeutung für Herzinfarkt- und Krebs-Mehrschritt-Therapie. Wiener Klin. Wschr. **84**, 47 (1972).

Barmeyer, J., Reindell, H.: Untersuchungen über die Kausalität der Koronarthrombose beim Herzinfarkt. Zschr. Kreislauff. **59**, 219 (1970).

Baroldi, G.: Acute coronary occlusion as a cause of Myocardial Infarct and Sudden Coronary Heart Death. Am. J. Cardiol. **16**, 859 (1965).

Baroldi, G.: Koronare Herzkrankheit. Ärzteblatt Baden-Württemberg **28**, 593 (1973).

Baroldi, G., Scomazzoni, G.: Coronary circulation in the normal and the pathological heart. Washington: Office of the Surgeon General 1967.

---

[6] Persönliche Mitteilung vom 14.12.1973.

Büchner, F.: Zur Pathogenese der Angina pectoris. Klin. Wschr. **1932a**, 1404.
Büchner, F.: Die Coronarinsuffizienz. Dresden und Leipzig: Th. Steinkopff 1939.
Büchner, F.: Die allgemeine Pathologie des Blutkreislaufs. Handb. Allg. Path., Bd. V, Teil 1, S. 791. Berlin-Göttingen-Heidelberg: Springer 1961.
Büchner, F.: Die Koronarinsuffizienz in alter und neuer Sicht. forum cardiologicum. Mannheim: Boehringer 1970.
Büchner, F.: Herzinfarkt, Koronarthrombose und akuter Koronartod des Menschen. München-Berlin-Wien: Urban und Schwarzenberg 1973.
Büchner, F., Weber, A., Haager, B.: Koronarinfarkt und Koronarinsuffizienz. Leipzig: Thieme 1935.
Cohnheim, J.: Untersuchungen über die embolischen Prozesse. Berlin: A. Hirschwald 1872.
Cohnheim, J.: Gesammelte Abhandlungen; herausgegeben von V. Wagner. Berlin: A. Hirschwald 1885.
Christian, P.: Interdependenz von Mensch und Umwelt in der Entstehung von Krankheiten. In: „Weltgestaltung als Herausforderung"; Grenzfragen Bd.3, S. 176. München: Karl Alber 1973.
Doerr, W.: Allgemeine Pathologie der Organe des Kreislaufs. In: Handb. Allg. Path. Bd. III, Teil 4, S. 225. Berlin-Heidelberg-New York: Springer 1970.
Doerr, W.: Pathologie der Coronargefäße. Sitzungsber. Heidelberger Akad. d. Wissenschaften, mathematisch-naturwissensch. Classe, Jahrgang 1972, 2. Abhandlung. Berlin-Heidelberg-New York: Springer 1972.
Getzowa: cf Hausmann u. Getzowa.
Hausmann, M., Getzowa, S.: Ein Paragangliom des Zuckerkandlschen Organs mit gleichzeitiger Herz- und Nierenhypertrophie. Schweiz. med. Wschr. **52**, 889 *und* 911 (1922).
Heilmann, K., Völkl, A., Fölsch, U.: Frühdiagnose des Myokardinfarktes. Ärztl. Forschung **26**, 207 (1972).
Irniger, W.: Histologische Altersbestimmung von Thrombosen und Embolien. Virch. Arch. **336**, 220 (1963).
Selye, H.: Beteiligung der Steroide bei der Genese arzneimittelbedingter morphologischer Veränderungen. Verh. Dtsch. Ges. Path. **56**, 191 (1972).
Selye, H.: Prophylaxe verschiedener experimenteller Herz- und Gefäßkrankheiten durch katatoxische Steroide. Verh. Dtsch. Ges. Path. **56**, 215 (1972).
Thurner, J.: Iatrogene Pathologie. München-Berlin-Wien: Urban u. Schwarzenberg 1970.

Es ist nur die Schlüsselliteratur angegeben. Weitere Einzelheiten in den Handbuchbeiträgen von F. Büchner und W. Doerr.

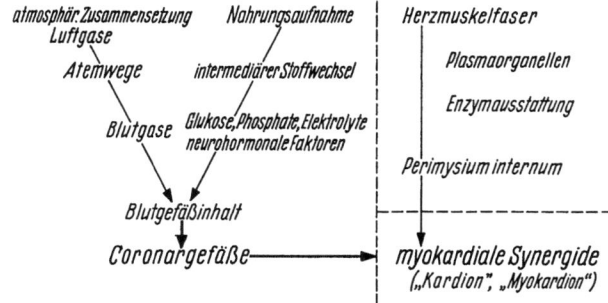

Abb. 1. Pathogenese der Coronarinsuffizienz

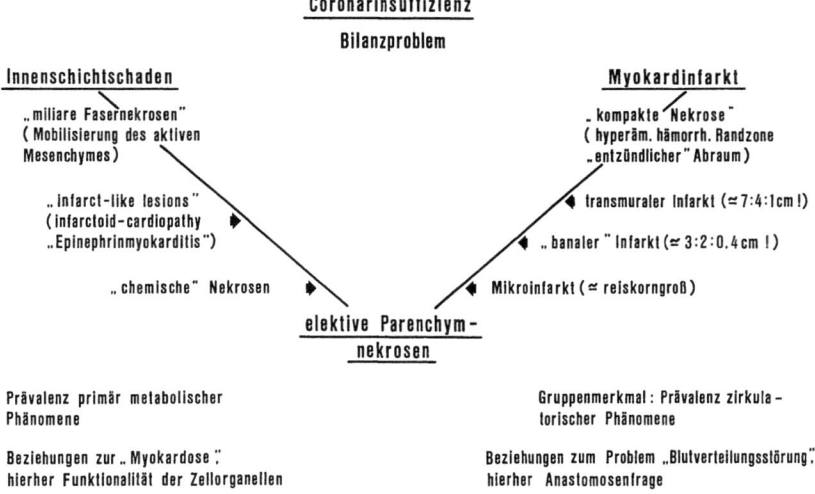

Abb. 2. Morphologische Äquivalente der Coronarinsuffizienz

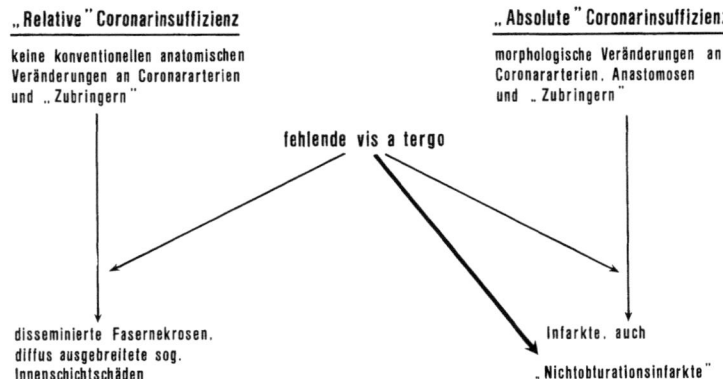

Abb. 3. Relative und absolute Coronarinsuffizienz

Leichenöffnungsgut, Pathologisches Institut Heidelberg (1963 - 1972 ; 12 747 Leichenöffnungen)			
	Männer	Frauen	insgesamt
mittleres Sterbealter	58,5 J.	61,4 J.	
Arteriosklerose, generell	5 161	3 676	8 837
Coronararteriensklerose	4 311	3 085	7 396
Herzinfarkt	969	404	1 373
davon Coronararterienverschlüsse	411 (42,4%)	157 (38,9%)	568
Mehrfachinfarkte	265	95	360
davon Coronararterienverschlüsse	76 (28,7%)	26 (27,4%)	102
Coronararterienverschlüsse ohne Infarkte	8	6	14

Abb. 4. Leichenöffnungsgut in 10 Jahren

HEIDELBERGER HERZ- UND GEFÄSSTUDIE

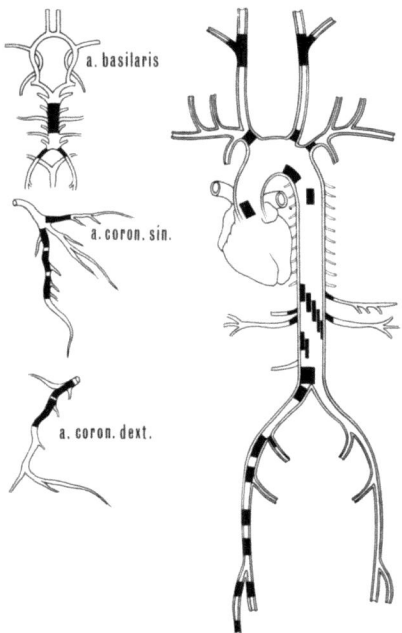

Abb. 5. Markierung der Entnahmestellen des untersuchten Gewebegutes

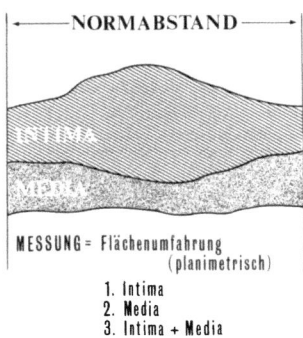

Abb. 6. Planimetrische Gefäßwandvermessung

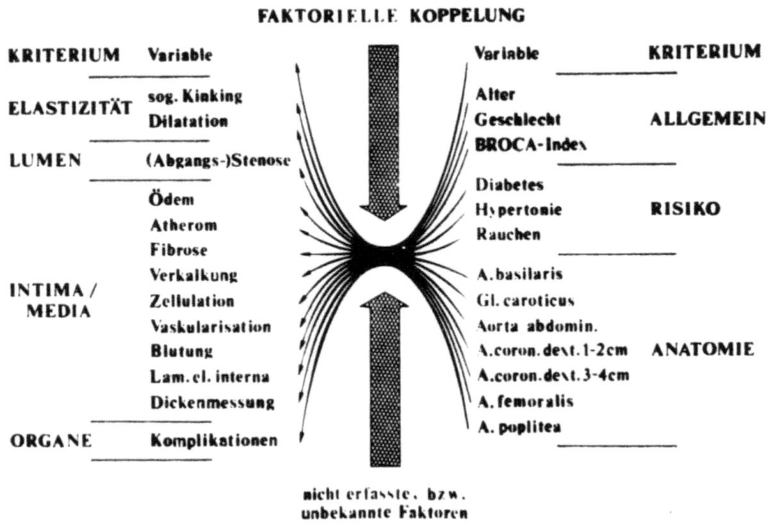

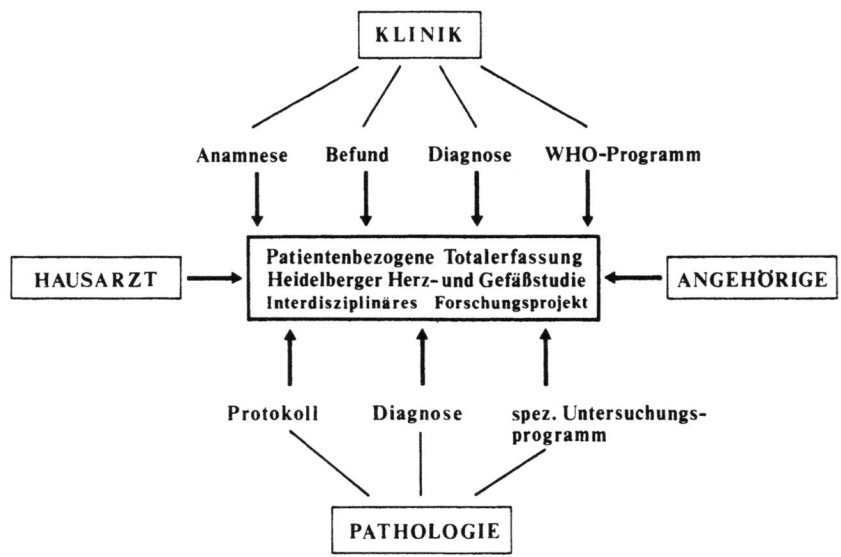

Abb. 7. Versuch einer statistischen Faktorenkoppelung

Abb. 8. Versuch einer Aufschlüsselung der Faktoren

Neues und Kritisches vom und zum Herzinfarkt

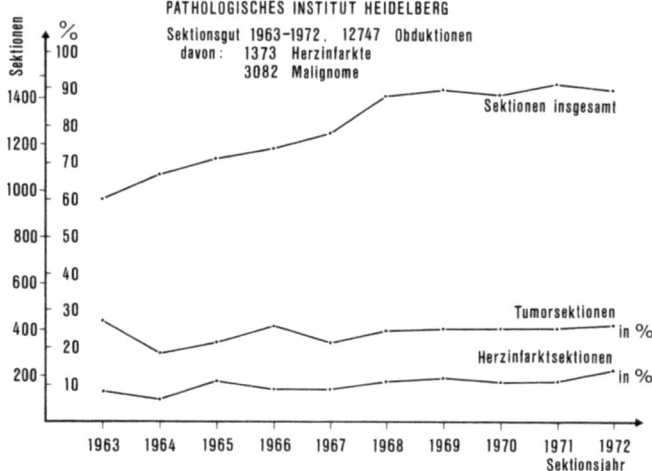

Abb. 9. Leichenöffnungsgut mit Infarkt- und Tumorsektionen

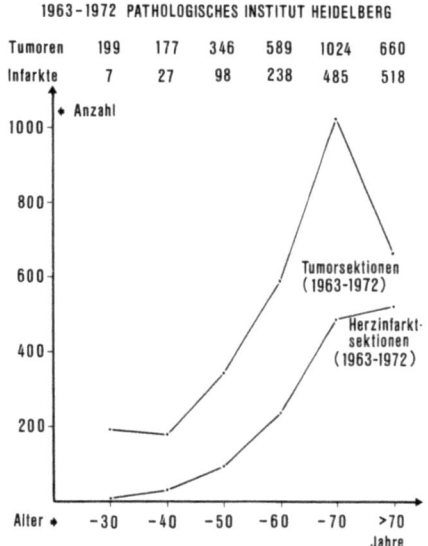

Abb. 10. Herzinfarkt und Lebensalter

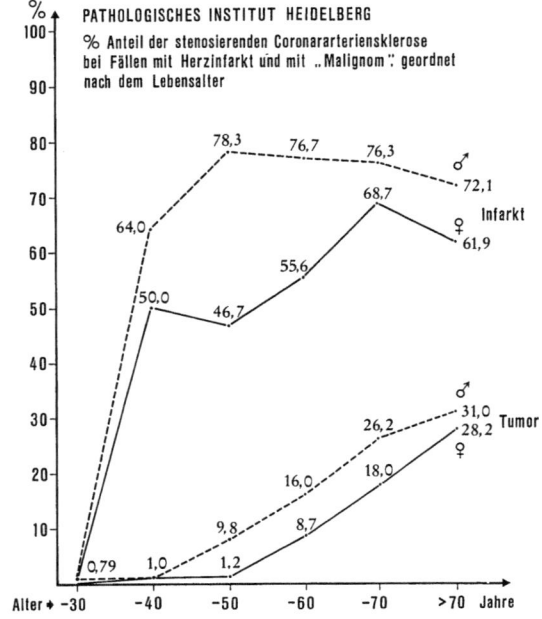

Abb. 11. Stenosierende Coronarsklerose und Lebensalter

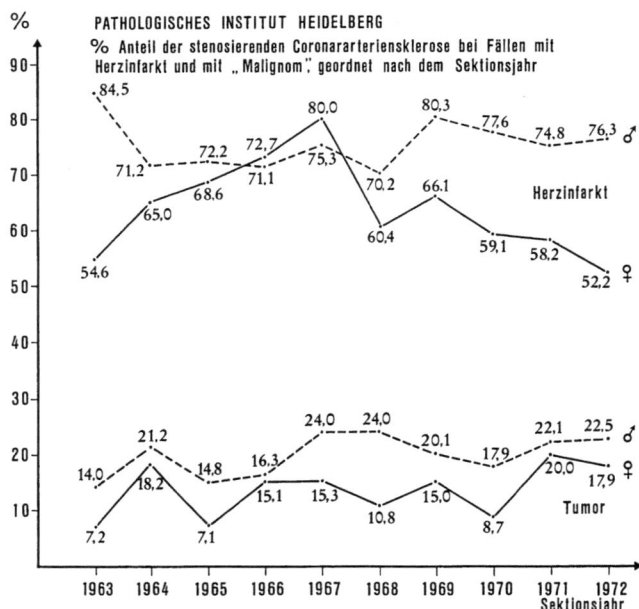

Abb. 12. Etwaige Bindung der Coronarsklerose an das Geschlecht von Infarkt- und Geschwulstträgern

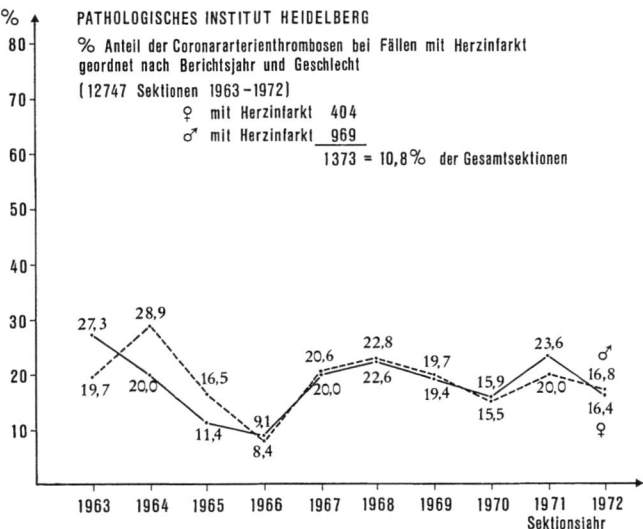

Abb. 13. Häufigkeit der Coronarthrombosen

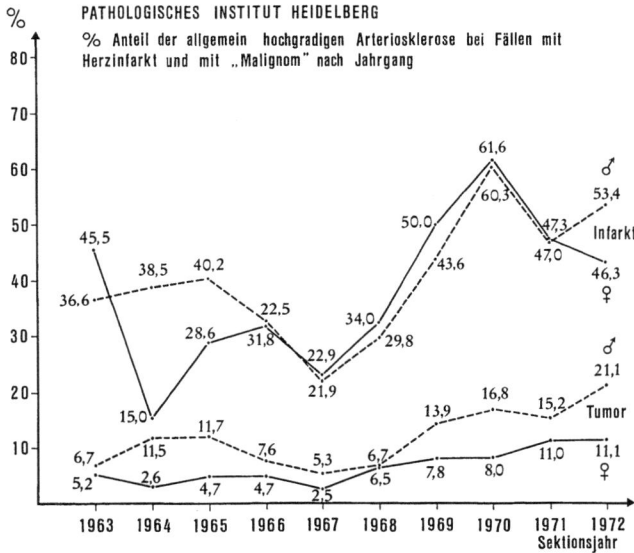

Abb. 14. Coronarsklerose und allgemeine Gefäßsklerose

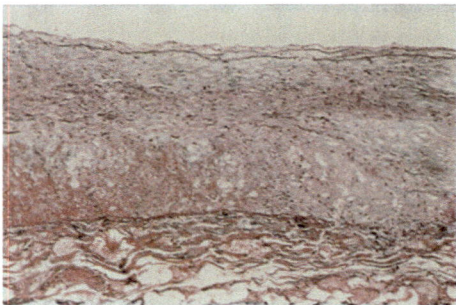

Abb. 16. Sog. senile Coronararteriensklerose

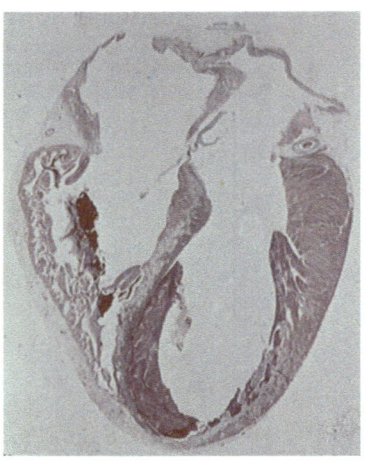

Abb. 15. Ventroapikaler transmuraler Herzinfarkt

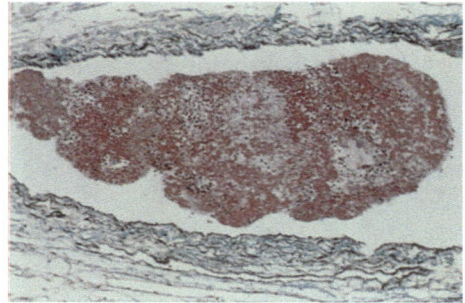

Abb. 17. Frischer Abscheidungsthrombus

Abb. 18. Thrombushaftstelle: keine Organisation

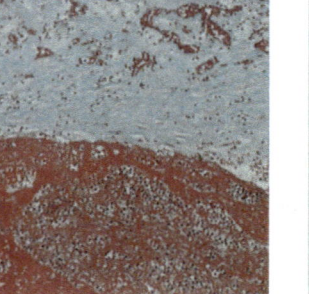

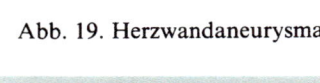

Abb. 19. Herzwandaneurysma

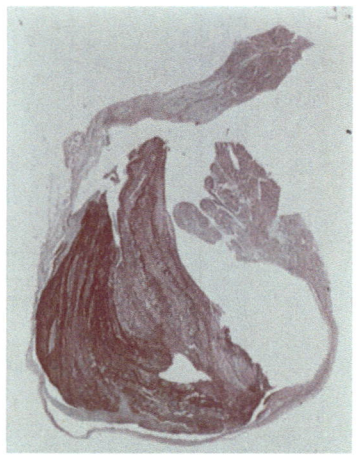

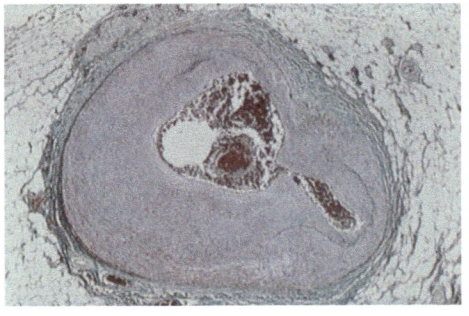 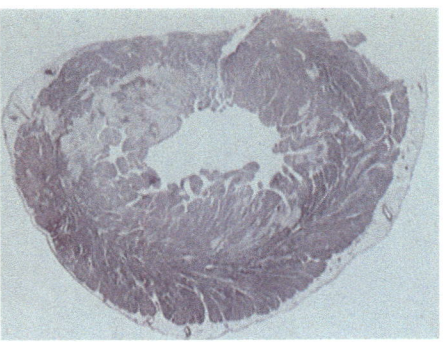

Abb. 20. Sog. entzündliche Coronar-   Abb. 21. Innenschichtschaden, basis-
arteriensklerose   parallele Schnittführung

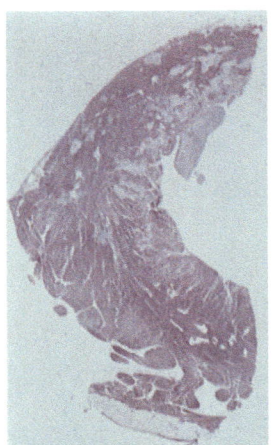 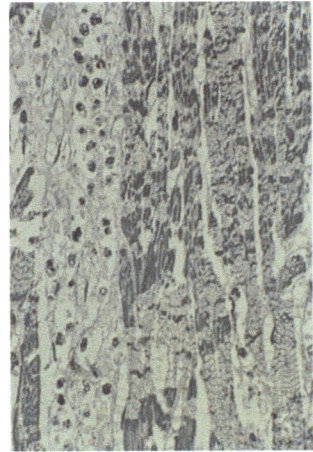 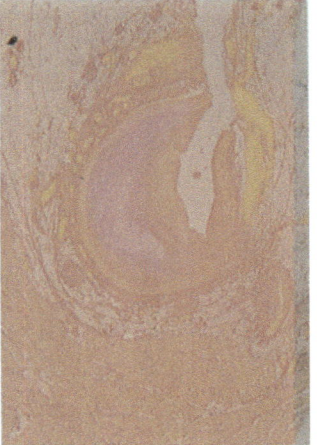

Abb. 22. Innenschichtschaden, schräg-longitudinale Schnittführung
Abb. 23. Innenschichtschaden, elektronenmikroskopische Analyse
Abb. 24. Sog. juvenile Coronarsklerose; Quellungsnekrose

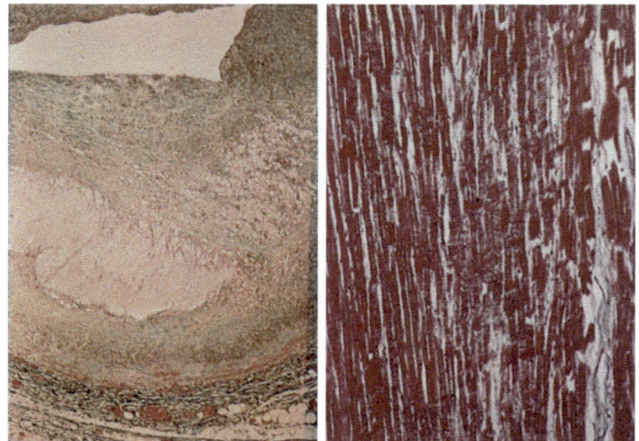

Abb. 25. Juvenile Coronarsklerose, mehrzeitige Veränderungen, tiefe Ödemnekrosen

Abb. 26. Herzmuskelforderwand, linke Kammer, beginnende hypoxische Schädigung

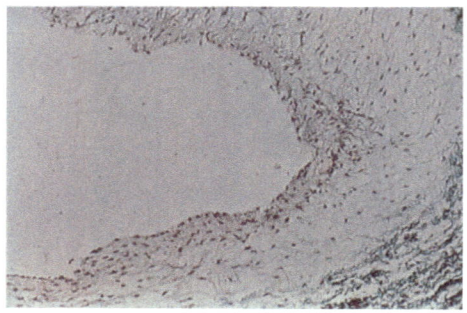

Abb. 27. Juvenile, entzündliche Coronararterienveränderung

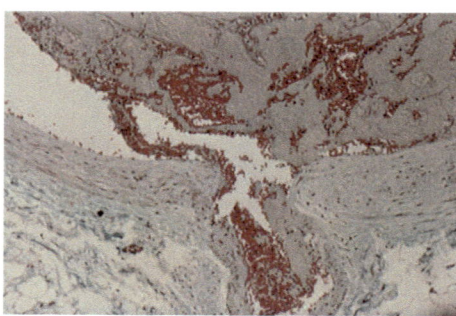

Abb. 28. Thrombushaftstelle, frische Abscheidungsthrombose

Neues und Kritisches vom und zum Herzinfarkt 39

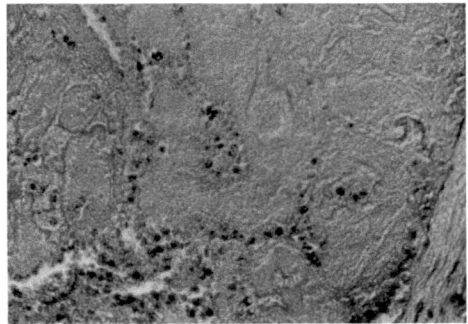

Abb. 29. KMU-Technik, Plättchenthrombus, Vergr. 1:1200

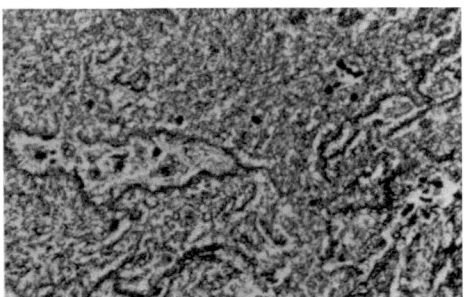

Abb. 30. KMU-Technik, Plättchen-Thrombus, Fibrinketten. Vergr. 1:2000

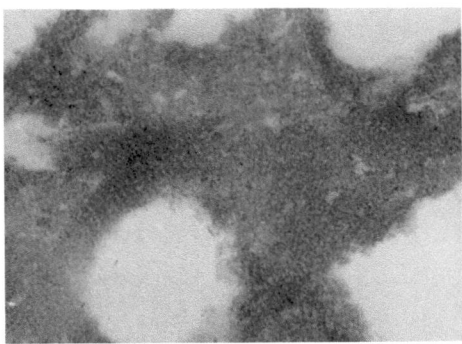

Abb. 31. KMU-Technik, Fibrinthrombus, Vergr. 1:40000

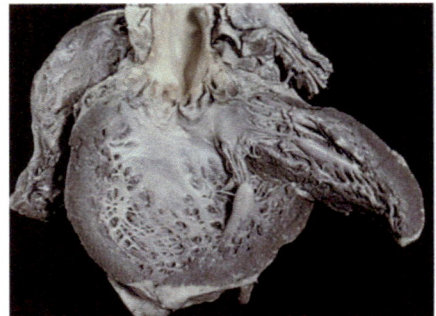 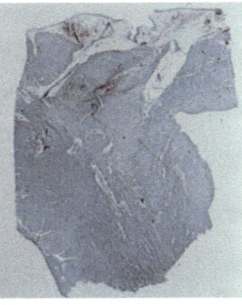

Abb. 32. Linke Kammer bei Nichtobturationsinfarkt

Abb. 33. Hinterwand der linken Kammer, fleckige Faserausblassung, Lupenvergrößerung

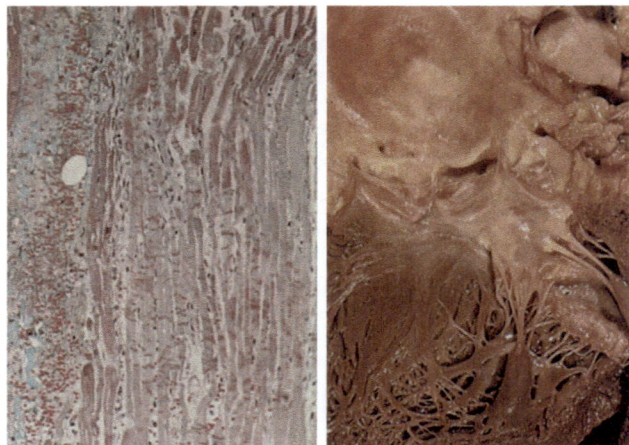

Abb. 34. Gleicher Fall wie Abb. 32 und 33, hypoxische Schädigung. Vergr. 1:533

Abb. 35. Linke Herzkammer bei Nichtobturationsinfarkt, Aortektasie, hoher Coronararterienursprung

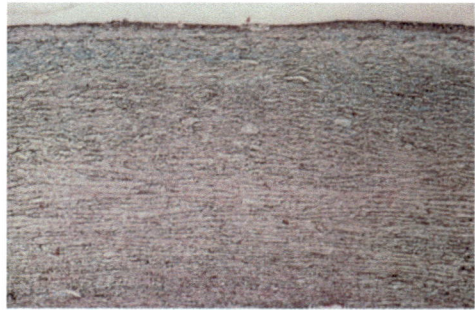

Abb. 36. Medionecrosis microcystica aortae, Typus Cellina. Vergr. 1:41,7

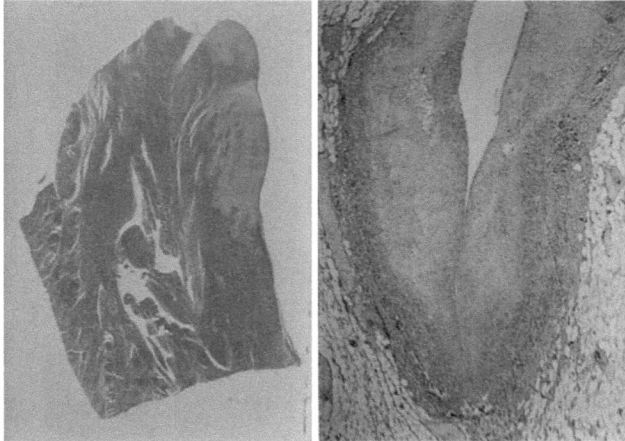

Abb. 37. Gleicher Fall wie in Abb. 35 und 36; vordere Papillarmuskelgruppe mit älterer Vernarbung. Vergr. 2:1,67

Abb. 38. Zugehöriges Coronargefäß, ältere Ödemsklerose. Vergr. 1:3,3

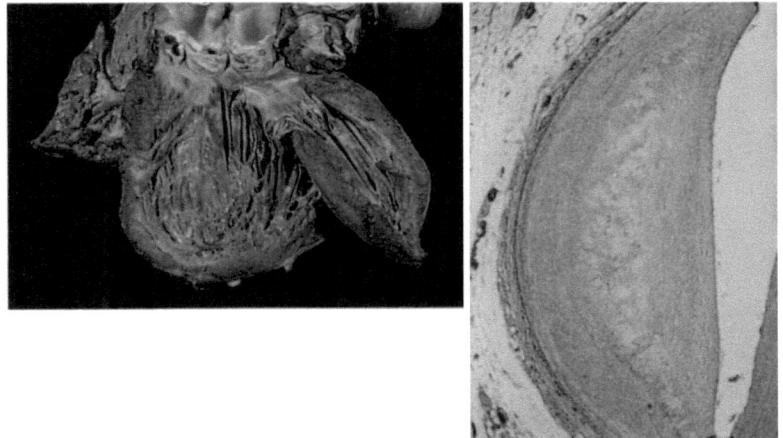

Abb. 39. Linke Kammer, Nichtobturationsinfarkt. Schädigungsschwerpunkt ventroapikal und dorsobasal

Abb. 40. Coronargefäßquerschnitt, repräsentativ für alle Coronargefäßabschnitte! Mäßig stenosierende juvenile Sklerose

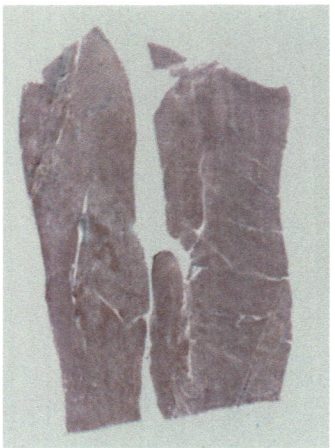
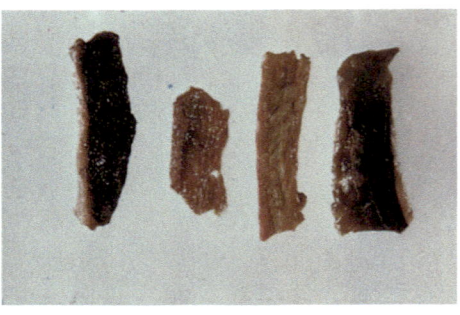

Abb. 41. Gleicher Fall wie in Abb. 39 und 40; linke Papillarmuskelgruppe, fleckige Faserausblassung

Abb. 42. Altersbestimmung der Myokardinfarkte, Heilmann et al. 1972. Schwarz: Muskulatur in Ordnung; hell: Hemmung der oxydoreduktiven Fermente, negative Fermentreaktion, beginnende Infarktbildung

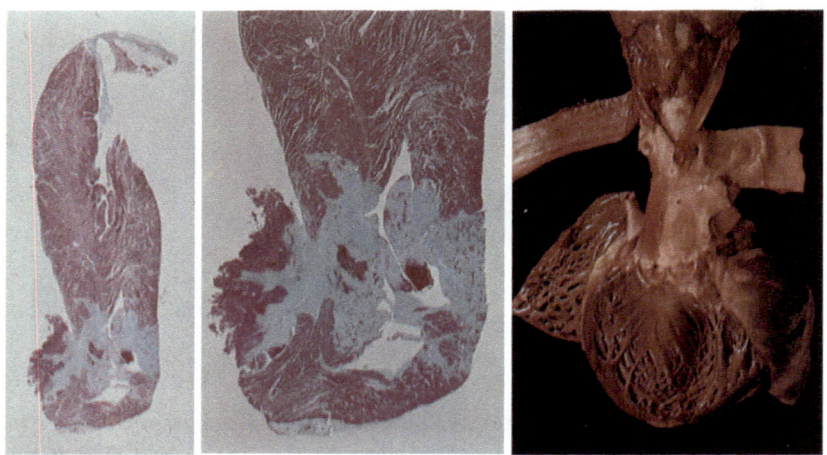

Abb. 43. Frontalschnitt durch die Kammerscheidewand, Endomyocarditis parietalis fibroplastica

Abb. 44. Gleicher Fall, fibrinoide Nekrose im Entzündungsfeld

Abb. 45. Idiopathische familiäre Cardiomyopathie

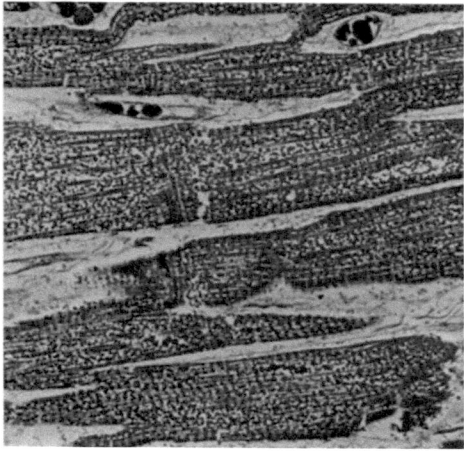

Abb. 46. Semidünnschnitt, feinkörnige Einlagerung sehr zahlreicher Mitochondrien

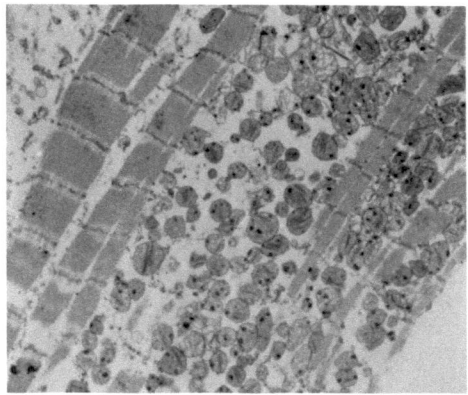

Abb. 47. Sog. Mitochondriose. Die extrem gesteigerte Vermehrung der Mitochondrien ist ein Zeichen für einen erblich bedingten Defekt von Fermenten. Vergr. 1:38 300

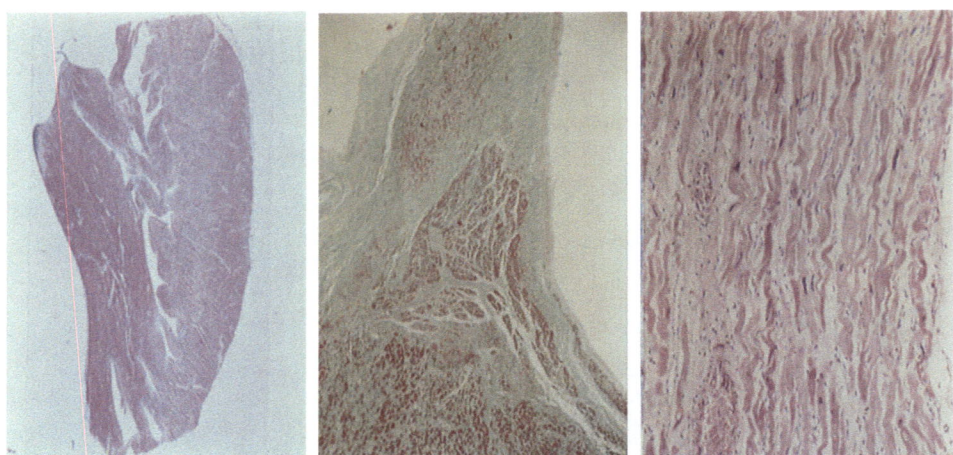

Abb. 48. Chronische rheumatische Myokarditis, vordere linke Papillarmuskelgruppe, fleckige Ausblassung. Vergr. 2:1,67

Abb. 49. Gleicher Fall. Querschnitt durch das Hissche Bündel. Vergr. 1:33,3

Abb. 50. Gleicher Fall wie in Abb. 48 und 49, chronisch-rheumatische Myokarditis, zahlreiche Anitschkow-Zellen. Vergr. 1:200

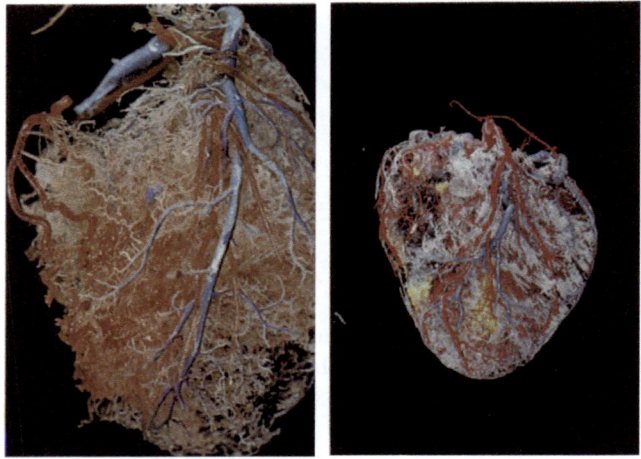

Abb. 51. Technovit-Ausguß-Darstellung der Coronargefäße. Rot = Arterien, blau = Venen

Abb. 52. Technovit-Darstellung der Coronargefäße; gelb = Nekrosen

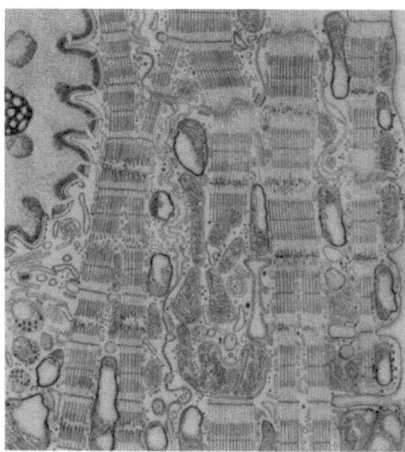 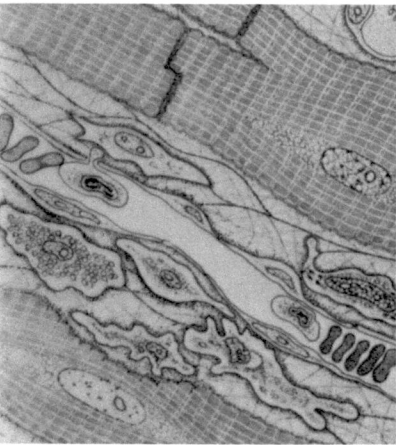

Abb. 53. Schema des Feinbaues einer Herzmuskelfaser unter den Bedingungen des Sauerstoffmangels. Abschmelzung der Cristae mitochondriales

Abb. 54. Schema des Feinbaues eines Myokardion; Verquellung der Kapillarwand, Mobilisation des aktiven interstitiellen Mesenchymes

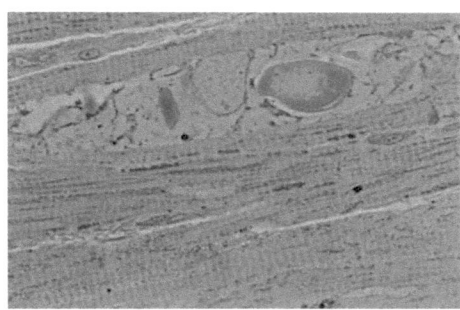

Abb. 55. Basophile Degeneration. Semidünnschnittpräparat. Vergr. 1:2330

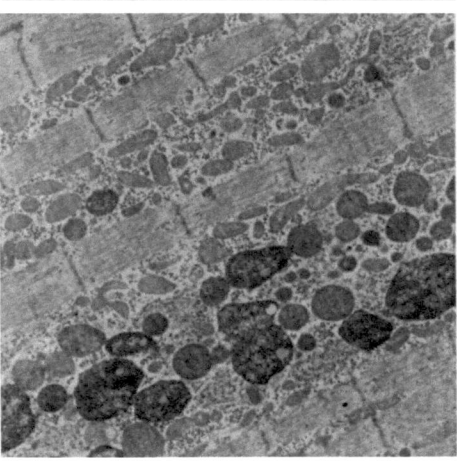

Abb. 56. Darstellung der Lysosomen als grob-scholliger, dunkelfarbener, plumper Gebilde *neben* leidlich gut erhaltenen Mitochondrien. Elektronenmikroskopisches Bild. Vergr. 1:40000

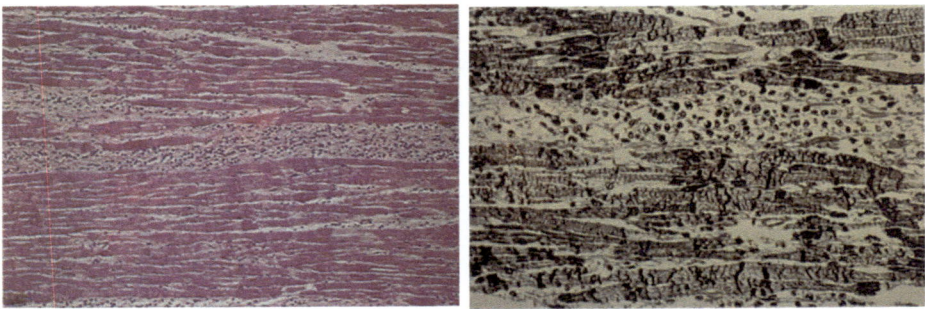

Abb. 57. „Epinephrin-Myokarditis", HE, Vergr. 1:200

Abb. 58. „Epinephrin-Myokarditis", Semidünnschnitt, erhebliche Zerstörung der Muskelfasern, Vergr. 1:2330

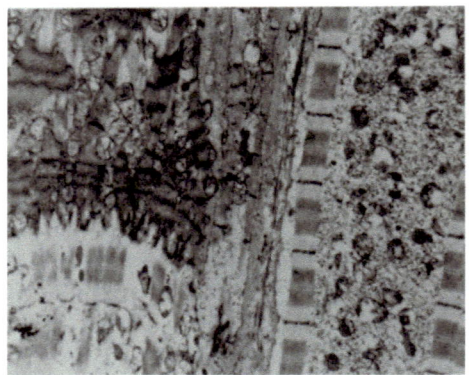

Abb. 59. „Epinephrin-Myokarditis", elektronenmikroskopische Analyse, Ausbildung eines queren Kontraktionsfeldes. Vergr. 1:36600

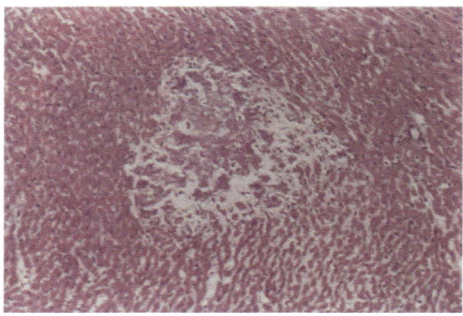

Abb. 60. Experimenteller Kaliummangel, Ratte, herdförmige Fasernekrosen, HE, Vergr. 1:300

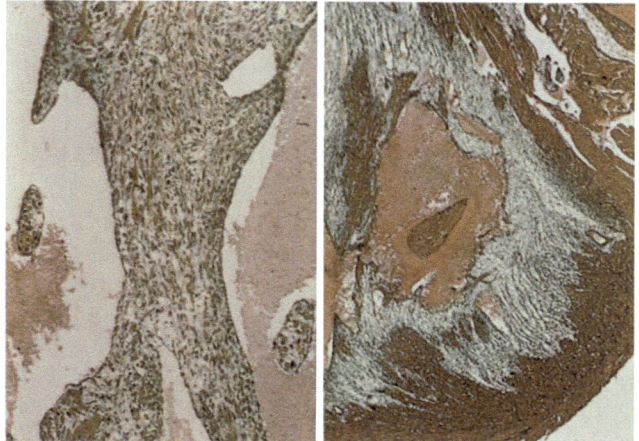

Abb. 61. Experimenteller Kaliummangel, Ratte, Masson-Goldner, Vergr. 1:200

Abb. 62. Experimenteller Kaliummangel, Flachschnitt durch die Hinterwand der linken Kammer, Masson-Goldner; Vergr. 1:3,33

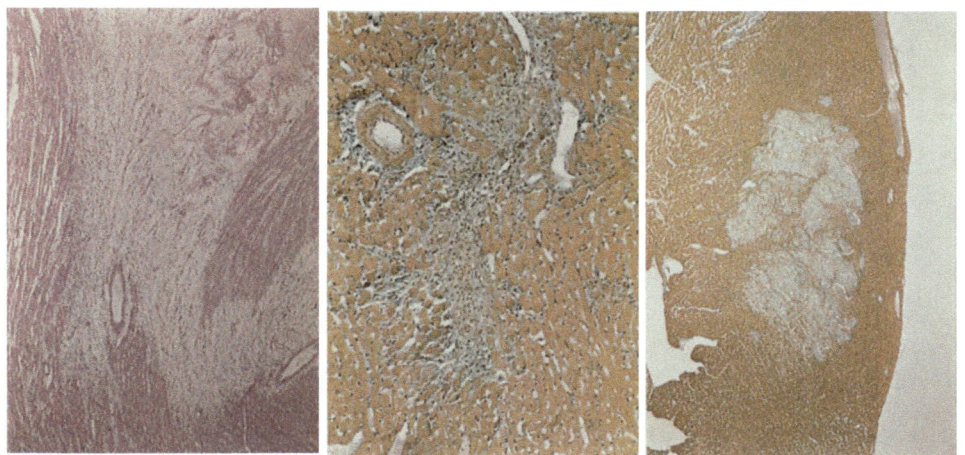

Abb. 63. Experimenteller Kaliummangel, Entparenchymisierung, HE, Vergr. 1:200

Abb. 64. „ESCH" nach Selye, Masson-Goldner, Vergr. 1:533

Abb. 65. Verkalkte Faser-Nekrosen, Masson-Goldner, Vergr. 1:100

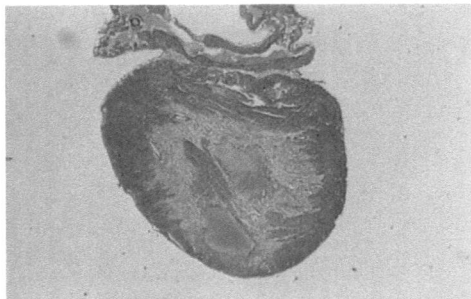

Abb. 66. Herzmuskel, Ratte, sehr ausgedehnte Nekrotisierung, Vergr. $1:2^1/_2$

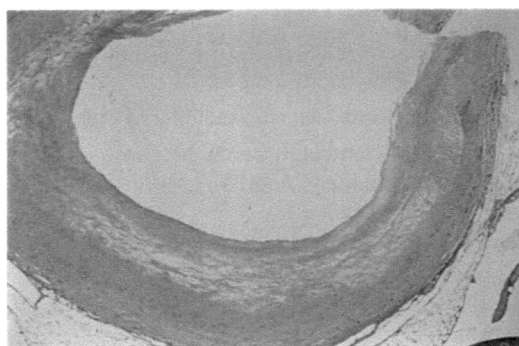

Abb. 67. Aorta, Seidenzwerghuhn, HE, Vergr. 1:3,33

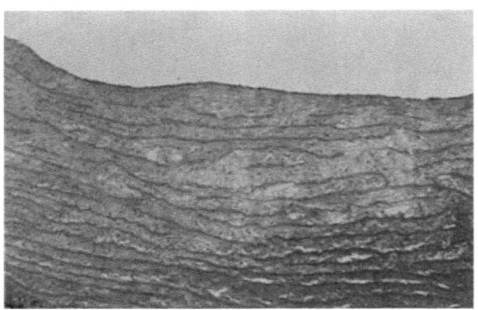

Abb. 68. Aorta. Seidenzwerghuhn, Ödem der interlamellären Räume, HE, Vergr. 1:200

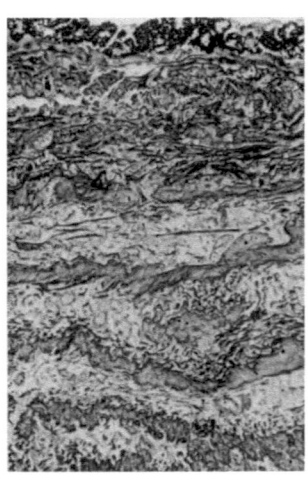

Abb. 69. Aorta, Seidenzwerghuhn, Semidünnschnitt, Atheromatose der Intima und inneren Media. Vergr. 1:2330

Neues und Kritisches vom und zum Herzinfarkt 49

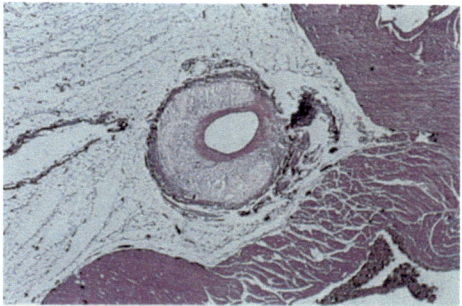

Abb. 70. Coronararterie, Seidenzwerghuhn, circumferentielle Schaumzelleneinlagerung, HE, Vergr. 1:6,63

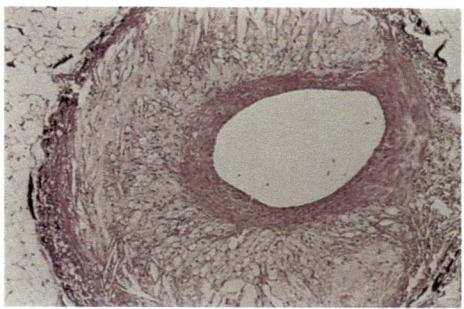

Abb. 71. Coronararterie, Huhn, Querschnitt, xanthöse Umwandlung. Vergr. 1:100

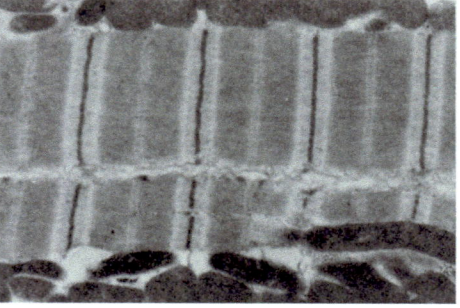

Abb. 72. Herzmuskel, Seidenzwerghuhn, normale Situation, Vergr. 1:33 300

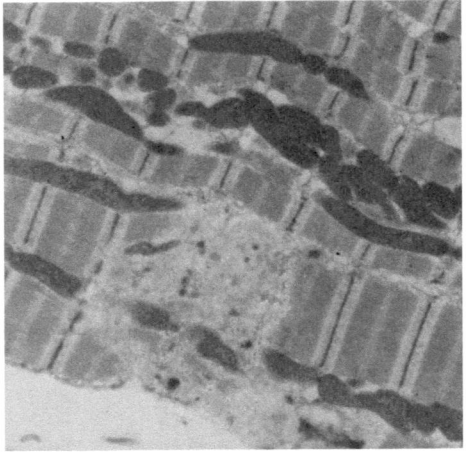

Abb. 73. Herzmuskel, Seidenzwerghuhn, elektive Parenchymnekrose, Vergr. 1:36600

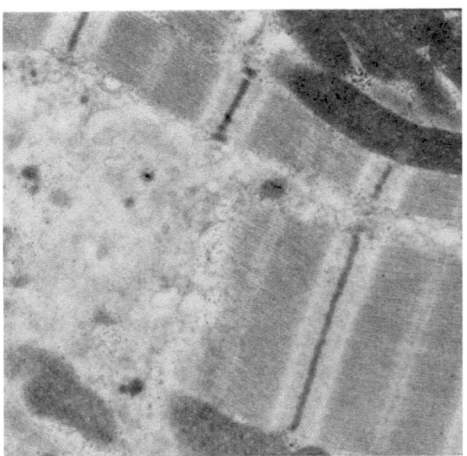

Abb. 74. Herzmuskel, Seidenzwerghuhn, elektive Parenchymnekrose, Vergr. 1:40000

Sitzungsberichte

der

Heidelberger Akademie der Wissenschaften

Mathematisch-naturwissenschaftliche Klasse

Jahrgang 1974

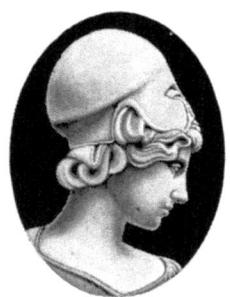

Springer-Verlag Berlin Heidelberg GmbH 1974

ISBN 978-3-540-07102-0   ISBN 978-3-662-08936-1 (eBook)
DOI 10.1007/978-3-662-08936-1

Das Werk ist urheberrechtlich geschützt. Die dadurch begründeten Rechte, insbesondere die der Übersetzung, des Nachdruckes, der Entnahme von Abbildungen, der Funksendung, der Wiedergabe auf photomechanischem oder ähnlichem Wege und der Speicherung in Datenverarbeitungsanlagen, bleiben auch bei nur auszugsweiser Verwertung, vorbehalten.

Bei Vervielfältigung für gewerbliche Zwecke ist gemäß § 54 UrhG eine Vergütung an den Verlag zu zahlen, deren Höhe mit dem Verlag zu vereinbaren ist.

© by Springer-Verlag Berlin Heidelberg 1974.
Ursprünglich erschienen bei Springer-Verlag Berlin Heidelberg New York 1974

— Die Wiedergabe von Gebrauchsnamen, Warenbezeichnungen usw. in diesem Werk berechtigt auch ohne besondere Kennzeichnung nicht zu der Annahme, daß solche Namen im Sinne der Warenzeichen- und Markenschutz-Gesetzgebung als frei zu betrachten wären und daher von jedermann benutzt werden dürften.

Universitätsdruckerei H. Stürtz AG, Würzburg

Inhalt

Jahrgang 1974

1. H. Seifert: Minimalflächen von vorgegebener topologischer Gestalt 1
2. A. Dinghas: Zur Differentialgeometrie der klassischen Fundamentalbereiche . 17
3. Th. Nemetschek: Biosynthese und Alterung von Kollagen 43
4. W. Doerr, W.-W. Höpker, und J. A. Roßner: Neues und Kritisches vom und zum Herzinfarkt 71

Sitzungsberichte der Heidelberger Akademie der Wissenschaften
Mathematisch-naturwissenschaftliche Klasse
Erschienene Jahrgänge

Inhalt des Jahrgangs 1962/64:

1. E. Rodenwaldt und H. Lehmann. Die antiken Emissare von Cosa-Ansedonia, ein Beitrag zur Frage der Entwässerung der Maremmen in etruskischer Zeit. DM 6.90.
2. Symposium über Automation und Digitalisierung in der Astronomischen Meßtechnik Herausgegeben von H. Siedentopf. DM 32.80.
3. W. Jehne. Die Struktur der symplektischen Gruppe über lokalen und dedekindschen Ringen. DM 15.40.
4. W. Doerr. Gangarten der Arteriosklerose. DM 11.40.
5. J. Kuprianoff. Probleme der Strahlenkonservierung von Lebensmitteln. DM 5.20.
6. P. Čolak-Antić. Dreidimensionale Instabilitätserscheinungen des laminarturbulenten Umschlages bei freier Konvektion längs einer vertikalen geheizten Platte. DM 14.40.

Inhalt des Jahrgangs 1965:

1. S. E. Kuss. Revision der europäischen Amphicyoninae (Canidae, Carnivora, Mam.) ausschließlich der voroberstampischen Formen. DM 38.80.
2. E. Kauker. Globale Verbreitung des Milzbrandes um 1960. DM 7.20.
3. W. Rauh und H. F. Schölch. Weitere Untersuchungen an Didieraceen. 2. Teil. DM 70.—.
4. W. Felscher. Adjungierte Funktoren und primitive Klassen. DM 18.—.

Inhalt des Jahrgangs 1966:

1. W. Rauh und I. Jäger-Zürn. Zur Kenntnis der Hydrostachyaceae. 1. Teil. DM 30.60.
2. M. R. Lemberg. Chemische Struktur und Reaktionsmechanismus der Cytochromoxydase (Atmungsferment). DM 4.80.
3. R. Berger. Differentiale höherer Ordnung und Körpererweiterungen bei Primzahlcharakteristik. DM 23.—.
4. E. Kauker. Die Tollwut in Mitteleuropa von 1953 bis 1966. DM 5.40.
5. Y. Reenpää. Axiomatische Darstellung des phänomenal-zentralnervösen Systems der sinnesphysiologischen Versuche Keidels und Mitarbeiter. DM 3.60.

Inhalt des Jahrgangs 1967/68:

1. E. Freitag. Modulformen zweiten Grades zum rationalen und Gaußschen Zahlkörper. DM 19.—.
2. H. Hirt. Der Differentialmodul eines lokalen Prinzipalrings über einem beliebigen Ring DM 9.30.
3. H. E. Suess, H. D. Zeh und J. H. D. Jensen. Der Abbau schwerer Kerne bei hohen Temperaturen. DM 4.20.
4. H. Puchelt. Zur Geochemie des Bariums im exogenen Zyklus. DM 54.—.
5. W. Hückel. Die Entwicklung der Hypothese vom nichtklassischen Ion. DM 11.20.

Inhalt des Jahrgangs 1968:

1. A. Dinghas. Verzerrungssätze bei holomorphen Abbildungen von Hauptbereichen automorpher Gruppen mehrerer komplexer Veränderlicher in eine Kähler-Mannigfaltigkeit. DM 8.20.
2. R. Kiehl. Analytische Familien affinoider Algebren. DM 7.40.
3. R. Düren, G.-P. Raabe und Ch. Schlier. Genaue Potentialbestimmung aus Streumessungen: Alkali-Edelgas-Systeme. DM 10.40.
4. E. Rodenwaldt. Leon Battista Alberti — ein Hygieniker der Renaissance. DM 11.80.

MIX
Papier aus verantwortungsvollen Quellen
Paper from responsible sources
FSC® C105338

If you have any concerns about our products,
you can contact us on
ProductSafety@springernature.com

In case Publisher is established outside the EU,
the EU authorized representative is:
**Springer Nature Customer Service Center GmbH
Europaplatz 3, 69115 Heidelberg, Germany**

Printed by Libri Plureos GmbH
in Hamburg, Germany